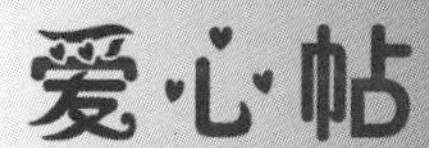

专家提示

中耳炎虽然较常见，但诊断治疗仍比较专业。患了中耳炎一定要到正规医院接受规范诊疗，并要遵循医嘱行事。这样，大多数病人经过保守治疗能够得以康复，少部分病人需要进行手术治疗，但也不必有过虑，现代医疗已经基本攻克了这一顽疾。中耳炎病人平时生活应注意用耳卫生，保持双耳干洁，防治结合，定能给您带来健康的双耳，聆听外界美好的声音。

《专家诊治中耳炎》

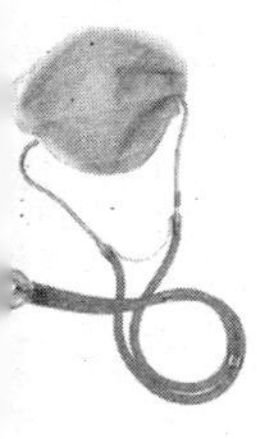

挂号费丛书 **升级版**

姓名		性别		年龄		就诊卡号	

专家诊治
中耳炎

科别	耳鼻喉科	日期		费别	

吕 吉 魏 崴 主编

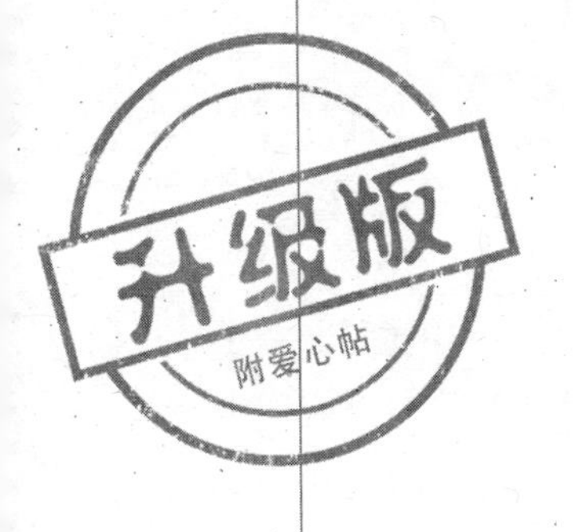

药价	

上海科学技术文献出版社

图书在版编目（CIP）数据

专家诊治中耳炎 / 吕吉，魏崴主编．—上海：上海科学技术文献出版社，2012.3

ISBN 978-7-5439-5226-3

Ⅰ．①专… Ⅱ．①吕…②魏… Ⅲ．①中耳炎—诊疗 Ⅳ．①R764.21

中国版本图书馆 CIP 数据核字（2012）018931 号

责任编辑：胡德仁　张军
美术编辑：徐　利

专家诊治中耳炎
吕　吉　魏　崴　主编
*
上海科学技术文献出版社出版发行
（上海市长乐路 746 号　邮政编码 200040）
全国新华书店经销
常熟市人民印刷厂印刷
*
开本 850×1168　1/32　印张 7.125　字数 159 000
2012 年 3 月第 1 版　2013 年 10 月第 2 次印刷
ISBN 978-7-5439-5226-3
定价：15.00 元
http://www.sstlp.com

总序

随着人们物质文化生活水平的提高，一旦生了病，就不再满足于“看病拿药”了。病人希望了解自己的病是怎么得的？怎么诊断？怎么治疗？怎么预防？当然这也和疾病谱的变化有关。过去，患了大叶性肺炎，打几针青霉素，病就好了。患了夜盲症，吃些鱼肝油丸，也就没事了。至于怎么诊断、治疗，怎么预防，人们并不十分关心。因为病好了，没事了，事过境迁，还管它干嘛呢？可是现代的病不同了，许多的病需要长期治疗，有的甚至需要终生治疗。许多病不只需要打针服药，还需饮食治疗、心理调适。这样，人们自然就需要了解这些疾病的相关知识了。

到哪里去了解？当然应该问医生。可是医生太忙，有时一个上午要看四五十位病人，每看一位病人也就那么五六分钟，哪有时间去和病人充分交谈。病人有困惑而不解，自然对医疗服务不满意，甚至对医嘱的顺从性就差，事实上便影响了疗效。

病人及其家属有了解疾病如何防治的需求，而门诊的医生爱莫能助。这个矛盾如何解决？于是提倡普及医学科学知识，报刊、杂志、广播、电视都常有些介绍，对一般群众增加些防病、治病的知识，当然甚好，但对于患了某病的病人或病人的家属而言，就显得不够了，因为他们有很多很多的问题要问。把与某一疾病相关的知识汇集成册，是一个

总序

好主意，病人或家属一册在手，犹如请来了一位家庭医生，随时可以请教。

上海科学技术文献出版社有鉴于此，新出一套“挂号费丛书”。每册之售价约为市级医院普通门诊之挂号费，故以名之。“挂号费丛书”尽选常见病、多发病，聘请相关专家编写该病的来龙去脉、诊断、治疗、护理、预防……凡病人或家属可能之疑问，悉数详尽解述。每册 10 余万字，包括数百条目，或以问诊方式，一问一答，十分明确；或分章节段落，一事一叙一目了然。而且作者皆是各科专家，病人或家属所需了解之事他们自然十分清楚，所以选题撰稿，必定切合需要。而出版社方面则亦在字体、版式上努力，使之更能适应各阶层、各年龄之读者需要。

所谓珠联璧合，从内容到形式，“挂号费丛书”确有独到之处。我相信病人或家属读了必能释疑解惑，健康的人读了也必有助于防病强身。故在丛书即将出版之时，缀数语于卷首，或谓之序，其实即是叙述我对此丛书之认识，供读者参考而已。不过相信诸位读后，必谓我之所言不谬。

复旦大学附属中山医院内科学教授

上海市科普作家协会理事长

杨秉辉

序

耳聪目明是健康的标志，中耳炎是耳科的常见病，也是危及听力、甚至全身健康的多发病。

大众所说的“中耳炎”一词，涵盖了几乎中耳的所有疾病，其中存在很多的认识误区。

第一个误区：中耳炎是一种疾病。中耳炎是一组中耳炎症性疾病的总称，包含了相关的并发症和后遗症，即便是大众平时说得最多的“化脓性中耳炎”，也包括了几种亚型。这组疾病各有特质，其诊疗原则也不尽相同。

第二个误区：中耳炎是小毛病。诚然，许多慢性中耳炎病人多年来并未出现致命性的后果。但是，有些中耳炎类型有潜在的危险性，可能出现颅内并发症等危及生命的情况。另外，中耳炎反复发作会影响听力，最终导致不可逆转的结局，严重影响生活质量。

第三个误区：中耳炎无法治愈。随着现代耳显微外科的不断发展，绝大多数中耳炎都能够在不同程度上得以治疗，大部分病人能获得干耳、清除病灶、杜绝并发症，兼顾保存听力，从而达到良好的治疗效果。

我们真诚希望这本小册子能够起到澄清谬误和健康教育的效果。

编　者

专家诊治中耳炎

ZHUANJIA ZHENZHI ZHONGERYAN

目录

目录

患了中耳炎需进行哪些项目诊断检查

中耳炎病人应掌握哪些基础医学知识

专家诊治 中耳炎

ZHUANJIA ZHENZHI ZHONGERYAN

目录

目录

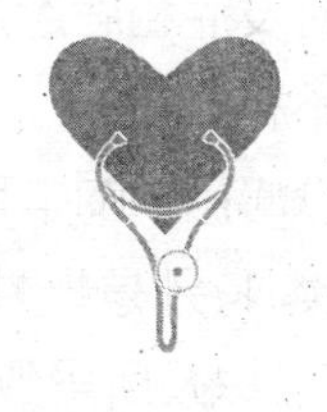

患了中耳炎主要有哪些症状

姓名 Name ______ 性别 Sex ______ 年龄 Age ______

住址 Address ______

电话 Tel ______

住院号 Hospitalization Number ______

X 线号 X-ray Number ______

CT 或 MRI 号 CT or MRI Number ______

药物过敏史 History of Drug Allergy ______

中耳炎只是一种疾病吗

中耳炎是中耳黏膜骨膜的炎症。中耳炎是一个相当广义而复杂的概念,绝不只是一种疾病,也不是一种疾病的不同亚型或者不同阶段,而是一组迥然不同的中耳炎症性疾病及其并发症和后遗症,其各自的病因、病理以及诊疗、预防均各不相同。

大众心目中的中耳炎常常是狭义概念,主要是指化脓性中耳炎,特别是慢性化脓性中耳炎,不自觉地把所有耳痛、耳流脓以及所导致的听力下降均以为“中耳炎”。当病人叙述专科医生的诊断——“××中耳炎”的时候,经常会省略前面的定语,一概称之为“中耳炎”,把异质毛病混为一谈,可能会造成诊疗、预防上的混乱。

中耳炎可分为哪些类型

中耳炎根据不同的分类标准,分类方法很多,并不统一。按起病缓急和临床特点,可分为急性中耳炎和慢性中耳炎;按炎症发展的不同阶段,可分为非化脓性和化脓性;按照病变的活动性与否,可分为中耳炎和后遗症。

中华医学会耳鼻咽喉学科分会2004年西安会议,把中耳炎分型为:

① 急性中耳炎:a. 急性非化脓性中耳炎。b. 急性化脓性中耳炎。c. 急性坏死性中耳炎。d. 急性乳突炎。

② 慢性中耳炎:a. 慢性非化脓性中耳炎。b. 慢性化脓性中耳炎(含乳突炎)。

③ 胆脂瘤中耳炎(不含先天性中耳胆脂瘤):a. 后天性

原发性胆脂瘤。b. 后天性继发性胆脂瘤。

④ 中耳炎后遗症:a. 鼓膜穿孔。b. 粘连性中耳炎。c. 鼓室硬化。

该分型标准未达到全面共识,临床上也并未统一使用。需要指出的是,该分型虽然涉及多个常见类型,但根据病理变化、临床特点,临床上最常见的中耳炎类型为急、慢性化脓性中耳炎与急、慢性分泌性中耳炎。该分型也主要围绕这几种疾病展开,兼及相关的并发症和后遗症。为了方便病人查阅,有些类型仍使用临床上最常用的名称,如用"分泌性中耳炎",不用"非化脓性中耳炎",急性坏死性中耳炎作为急性化脓性中耳炎的一种,严重情况(病变深达骨质导致坏死)并未单独论述。

中耳炎为什么容易被忽视

与清澈见底的眼睛相比,中耳的解剖位置比较深在,不通过专科检查器械连中耳的窗户纸——鼓膜也无法见到,这导致中耳疾病容易被忽视。

在一些发达国家,医生给病人做全身体格检查包括眼底镜和耳镜检查,但是在中国,即便是病人入院时所做的全面体检也不包括上述两项检查。这一方面反映了医学界目前更关注心、肺、肝、肾等重要脏器的疾患,对于眼、耳等感觉器官的病变有所忽视;另一方面也与医院没有投入足够的资金,为检查者提供足够的专业器械有关。即便是在大城市的三级甲等医院,大概也只有耳鼻咽喉科才配备电耳镜。

中耳炎的早期症状,如耳鸣、轻微的耳痛、耳闷及堵塞感也常被一些病人忽视,觉得是小毛病,拖拖就会好。不少慢性中耳炎病人由于从小患病，习惯了经常耳流脓，认为自己久病成医，发作的时候自行到药店买些滴耳液，也不愿到正规医院进行治疗，这也是中耳炎容易被忽视的原因。

越是社会经济条件差的地区中耳炎的发病率越高，越不及早正规治疗，各种并发症和后遗症也越多。不少病人失去了最佳治疗时间，最终导致并发症和听力不可逆的损害。在日常生活中要多“倾听自己身体的声音”，有病应该及早就医治疗。如感冒后要留意自己的听力，如果有耳闷、耳痛等症状，应及时治疗。一旦迁延成为慢性中耳炎，在日常生活中会增添不少的麻烦。洗头、洗澡时一不小心耳朵进了水，会出现流脓，甚至散发臭味，久而久之听力不断损失。尤其是小儿，表达能力差，又容易罹患中耳炎，所以感冒后除了关心发热、流涕、咽痛和咳嗽等症状外，也要多关心是否有耳痛等症状和听力方面的问题。我国各类听力障碍者多达 2 000 万，14 岁以下有 170 万，因后天原因失聪的占 80%以上。护耳应从幼年开始，很多人的耳部疾患是在幼年留下的病根，常见的如中耳炎，对听力的影响是巨大的。

耳痛就是中耳炎吗

很多人头脑中有一个错觉：疼痛 = 发炎 = 感染 = 细菌感染。不可否认，这种思路在很多情况下还算是正确的，但是也有许多例外。这种错误观念反映在耳痛的诊断上，就是“耳痛 = 中耳炎”，这个等式同样也是不对的。

耳痛分为耳源性、反射性与神经性 3 种。耳源性耳痛又称原发性耳痛，系指耳部本身病变所引起的耳痛。反射性耳痛又称继发性耳痛，是由于支配耳部的神经同时又支配其他部位的感觉，其他部位病变引起的疼痛也可通过该神经反射至耳部引起耳痛。神经性耳痛是由于耳部感觉神经本身的病变而引起的疼痛。

从上述可知,“耳痛 = 中耳炎”的等式根本不成立,不少耳痛甚至未必是耳科疾患所致。常见耳痛病因列举如下。

1. 耳源性耳痛

① 耳郭疾病:耳郭软骨膜炎、耳郭皮炎及湿疹、耳郭丹毒等。

② 外耳道疾病:外耳道炎外耳道疖、恶性外耳道炎、外耳道胆脂瘤、外耳道外伤等。

③ 中耳疾病:大疱性鼓膜炎、急性化脓性中耳炎、慢性化脓性中耳炎急性发作、鼓膜外伤气压创伤性中耳炎、急性乳突炎、结核性中耳炎、中耳恶性肿瘤。

2. 反射性耳痛

① 耳周疾患:耳周急性淋巴结炎、腮腺炎。

② 鼻部疾患:急性鼻窦炎、上颌窦癌。

③ 口腔咽部疾患:智齿冠周炎、舌根部溃疡、急性扁桃体炎扁桃体摘除术后耳痛、咽部肿瘤、咽部脓肿、咽部溃疡。

④ 喉部疾病:喉结核、下咽癌、茎突过长。

3. 神经性耳痛

① 舌咽神经痛。

② 膝状神经节痛。

③ 喉上神经痛。

④ 颈神经丛痛。

耳痛诊断主要通过病史和检查两方面明确:a. 病史:对于耳痛的病人首先要询问耳痛的性质如跳痛、压迫性胀痛、针刺样痛、刀割样痛、撕裂痛、牵拉痛等。疼痛有轻有重,持续的时间有长有短;有自发性痛也有咀嚼吞咽时痛;有耳内

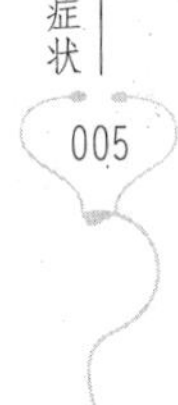

深部痛，也有向同侧头颈部放射等。要充分关注其伴随症状的特征，以便进行针对性的检查，及早确诊。b. 检查：检查时不仅要注意耳部及其周围的改变，也要注意鼻腔、鼻窦、咽喉、口腔和头颈部的情况。

急性咽炎病人的耳痛是怎么一回事

临床上成人比较常见的非中耳炎导致的耳痛是急性咽炎病人的耳痛。急性中耳炎在成人中相对少见，而急性咽炎的发病率非常高。很多成人先喉咙痛，后耳痛，就医时很担心自己的耳朵发炎了，事实上急性咽炎时产生耳痛是由神经反射所致，不是真正的中耳炎。不过也不能轻易否定中耳炎的可能，因为急性咽炎有时属于整个上呼吸道感染的一部分。可通过以下 3 种情况导致耳痛：

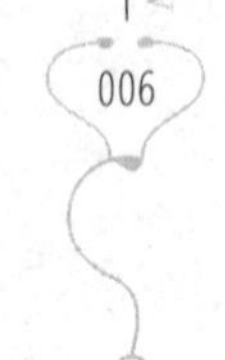

① 咽部黏膜充血肿胀：若炎症波及鼻咽部，可沿鼻咽侧壁的咽鼓管进入鼓室，引起中耳腔炎症，此时可见鼓膜充血肿胀，称为急性中耳炎，自然会引起该侧耳痛。

② 咽炎波及咽鼓管口：炎症虽未侵入鼓室，但由于咽鼓管引流不畅，也会有胀痛感。

③ 咽鼓管口感染未波及鼓室，中耳又无炎症，鼓膜检查也正常，耳痛原因有可能是舌咽神经鼓室支的作用。舌咽神经是掌管咽部的感觉神经，急性咽炎产生咽痛的同时，有时也把疼痛传至中耳，产生反射性耳痛。这种耳痛比上述两种情况更多见，它与急性扁桃体炎或扁桃体摘除手术后产生的耳痛相似。

反射性耳痛一般程度较轻，多为间歇性，随着急性咽炎的改善而好转，只需积极治疗急性咽炎，对耳痛无需另行特殊处理。个别疼痛剧烈者可服用止痛片。

耳漏是怎么一回事

正常情况下，外耳道内除了有一些上皮脱落和少许干性耵聍外，大多数人外耳道总是干净的。如果发现外耳道内不断有异常液体积聚或流出，民间称为“耳朵流水”，医学上称为耳漏，又称耳溢液，意思是外耳道内有异常的液体积聚或外流，是耳部疾病的常见症状。耳漏是慢性化脓性中耳炎最常见的症状，耳漏性质从水样到黏稠恶臭皆有。有的病人持续性耳漏，有的偶尔耳漏。

耳漏可来自外耳道、中耳以及中耳周围不同的部位，根据发生的原因、部位及病变的不同，有以下几种耳漏：

① 脂性耳漏：由外耳道耵聍腺分泌过多所致，多呈黄褐色或淡黄色黏胶性油状，黏附在外耳道口部或四壁，一般无臭味，俗称“油耳”。有的人将此误认为耳朵发炎化脓。

② 脓性耳漏：是化脓性炎症的表现，常见于急性和慢性化脓性中耳炎、外耳道炎、疖等。此外，化脓性腮腺炎、化脓性颈淋巴结炎等，破溃入外耳道时也可出现脓性耳漏较少见。

③ 血性耳漏：大多与外伤有关，但要警惕血管瘤或中耳癌。特别是中耳癌，脓中带血，其脓有恶臭，或有严重耳痛、头痛，为不祥之兆。应进行 CT 和 MRI 检查并取外耳道或中耳内可疑的组织做病理检查，以确定诊断和治疗措施。

④ 水性耳漏：多发生在颅脑外伤颅底骨折，鼓膜破裂，有清水样液体从外耳道缓慢流出，多混有血液。这是脑脊液耳漏的特征，可能会引起脑膜炎，应特别注意。

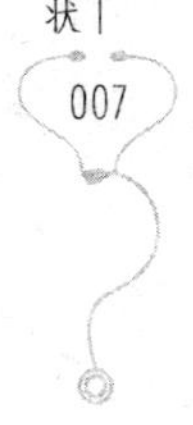

耳流水就是中耳炎吗

引起耳流水的疾病很多，中耳炎是常见的原因之一。耳流水不都是中耳炎，反过来说，中耳炎也未必会产生耳流水的症状，如分泌性中耳炎，即便是急性化脓性中耳炎，如果鼓膜未穿孔，也不会出现耳流水的症状。

不过健康的耳朵总是干洁的，如果出现耳流水，总是提示产生了疾患，耳流水只不过是症状，并非疾病。首先应该明确诊断，针对不同原因进行治疗，并对有各种耳漏现象加强预防措施。既不要忽视，也不能自说自话按中耳炎治疗，以免贻误病情。

耳朵流水是从脑子里面流出来的吗

民间有不少似是而非的说法，如鼻涕可能是脑漏，中耳炎流脓液可能来自颅内。这些说法让很多病人感到不安，就诊的时候会反复询问医生。

应该肯定地说，确实存在脑脊液的鼻漏或者耳漏甚至耳鼻漏，但是，这属于比较少见的情况，如外伤、先天畸形等。与临床上多发的各种中耳炎和鼻炎相比较，发生率非常低。在临床诊断中医生总是根据概率原则，先考虑常见病和多发病。国外有一句诊断名言："当你听到蹄声，先考虑马而不是斑马！"形象地说明了这一原则。

根据前一节对于耳漏的原因的分析可以知道，耳朵流水多数来源是外耳道和中耳，应该首先考虑。来自耳朵周围结构，如脑脊液耳漏相对比较少见。另外，从耳漏的形状也可以大致判断耳漏的来源，化脓性中耳炎的分泌物多数为脓性。

耳鸣是肾亏吗

耳鸣是常见的临床症状，是自发性内在噪声，通俗说自己耳内听到不该听到的声音或本该无音却感到有声，这就是耳鸣。耳鸣表现差异较大：有的单耳在叫，有的双耳齐鸣；有的响声在耳内，有的指不出方向，好像整个脑子里鸣叫（也称颅鸣）；有的耳鸣断断续续，有的日夜叫闹不停。耳鸣声多种多样，响度不一，形形色色，轻重不一，病人常感到耳内或颅内有嘶嘶声、铃声、哨声、汽笛声、马达轰鸣声、蟋蟀或蝉鸣等单调声，但周围环境并无相应声源，常使病人心烦意乱，以致影响生活。由于耳鸣是由听觉分析器、听觉末梢器官及听觉神经的病变而引起，故耳鸣的同时有85%~90%的听觉功能受到影响而出现听力下降。即使听觉功能暂时未受损者，一般日后也多会出现听力损害，所以耳鸣需要及时治疗。

耳鸣原因有多种，大家的第一反应认为是“肾亏”！其实这个观点值得商榷。耳鸣既有局部因素也有全身因素，临床上前者占多数，如对于单侧耳鸣，如果说是肾亏，那么到底是同侧还是对侧“肾亏”呢。即便从中医辨证论治角度出发，耳鸣既有虚证也有实证，而虚证中“肾亏”也仅仅是比较常见的一个类型而已。所以“耳鸣 = 虚症 = 肾虚”公式并不正确，这也是很多耳鸣病人一味按照肾虚治疗无效的原因。

耳鸣的局部因素来自外耳、中耳、内部 3 个部分。

① 外耳的疾病：外耳道耵聍栓塞、外耳异物、炎症肿

胀，使耳道堵塞，引发耳鸣。

② 中耳的疾病：鼓膜内陷及鼓膜穿孔及咽鼓管堵塞，各型急慢性中耳炎、鼓室积液、耳硬化症等。传音机构发生病变，也可导致耳鸣。

③ 内耳疾病：迷路疾病、药物中毒、梅尼埃病、突发性耳聋、听神经瘤皆可致耳鸣。

值得警惕的是，对于某些肿瘤来说，耳鸣也是一个不可忽视的早期症状，常为病人求医的主要原因之一。鼻咽癌病人产生耳鸣是由于鼻咽部肿瘤合并感染、水肿，堵塞了在鼻咽部侧壁的咽鼓管开口。表现为病侧耳鸣，且逐渐加重，并有听力下降。当出现不明原因的持续性耳鸣时，应及时到医院耳鼻喉科检查，明确诊断，排除肿瘤，及时治疗。另一方面，鼻咽癌放疗后，鼻咽部呈慢性炎症改变，分泌物堵塞了咽鼓管口，也会产生耳鸣。随着病变组织修复，耳鸣自会渐渐消失。

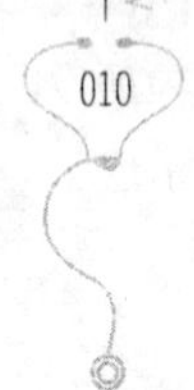

中耳炎为什么会引起耳鸣

患急性或慢性咽鼓管炎、非化脓性中耳炎及化脓性中耳炎都可引起耳鸣，急性或慢性化脓性中耳炎的耳鸣较前者轻，且少见。咽鼓管有炎症时发生耳鸣是因为咽鼓管发炎导致其黏膜充血、肿胀，阻塞了咽鼓管腔，影响了咽鼓管调节鼓室气压平衡的功能，鼓室内的空气被鼓室内的黏膜吸收而形成负压状态，鼓膜、听骨链向内移位，镫骨足板移向内侧，压迫了鼓室内壁上的圆窗膜，使具有调节内耳迷路压力平衡作用的圆窗膜一时不能发挥作用，导致耳鸣。

患非化脓性中耳炎时，除引起鼓室内呈负压状态外，还由于鼓室内的液体随体位的变化而流动，通过鼓室神经丛，将这种刺激传入内耳而产生耳鸣。化脓性中耳炎病人由于鼓室神经丛受到破坏，使鼓室内脓液对鼓室壁的刺激减弱，耳鸣的声音反而不如非化脓性中耳炎时明显，这给主张采用切断鼓室交感神经来治疗耳鸣提供了依据。鼓膜穿孔也是耳鸣原因之一，多半为低音调节器的耳鸣。有的鼓膜穿孔经手术修补后或自行修复封闭，耳鸣可消失。中耳炎病人由于鼓室黏膜充血，血流加快，这也可引起耳鸣。在各型中耳炎反复发作后，鼓室内渗出物发生机化、粘连、瘢痕而成为粘连性中耳炎，使圆窗、卵圆窗、听骨链活动受到限制，都会引起较为明显的耳鸣。

目前中耳炎治疗方法疗效比较确切。中耳炎引起的耳鸣主要应该对因治疗，如果尚有其他夹杂因素导致的耳鸣，需要综合治疗。

为什么说“病人眩晕，医生头晕”

眩晕是指病人主观感觉自身和周围景物旋转，客观表现平衡障碍（如姿势不稳或身体向一侧倾倒）以及眼球震颤，伴有面色苍白、多汗、恶心呕吐等自主神经系统表现的症状群。眩晕发作时病人非常惊恐，病因多样，可能涉及多个临床科室，诊断有一定的困难，所以临床上有“病人眩晕，医生头晕”的风趣说法。

比较实用的方法是根据引起眩晕的病变部位不同，把眩晕分为周围性（耳源性）眩晕、中枢性眩晕等类型。

① 周围性眩晕：主要由耳源性疾病引起。梅尼埃病是周围性眩晕中最广为人知的疾病，以突发眩晕、耳鸣、听力减退为主要临床表现，并具有发作性和复发性的特点。眩

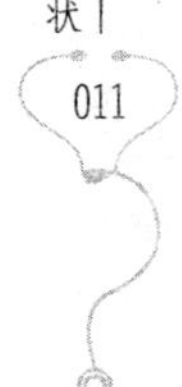

晕持续时间数分钟至数小时或数天，常伴有恶心和呕吐，并有一侧听力减退、耳闷等症状。由上呼吸道感染引起的前庭神经炎也可致眩晕，发病突然、眩晕剧烈，伴恶心呕吐。眩晕持续时间长，无反复发作性，一般无耳鸣、耳聋。病人有上呼吸道感染的症状如发热、发冷、咽痛等。耳毒性药物（卡那霉素、新霉素、庆大霉素等）使用后也可发生眩晕。良性位置性眩晕近年来逐渐被大家认识，发病率颇高，其特征为旋转性、阵发性、位置性（头处在一定位置时会出现眩晕与眼球震颤）、疲劳性，自愈性，不伴有耳鸣、耳聋。

多数耳源性眩晕最终都会经过中枢代偿，主要采用非手术疗法，但迷路炎是急慢性中耳炎常见的并发症，常常需要手术干预，诊断时需要着重区别。

② 中枢性眩晕：常见的病因有以下几类：a. 颅内占位性病变如听神经瘤，早期症状为单侧听力障碍，伴有耳鸣、眩晕。b. 第四脑室肿瘤，头部转动时可发生眩晕、头痛、喷射性呕吐。c. 小脑肿瘤早期即有眩晕、小脑共济失调的表现。d. 颅内感染性疾病如后颅凹蛛网膜炎、小脑脓肿等。e. 脑循环障碍脑动脉硬化症、高血压脑病、基底动脉供血不足综合征等，均可引起头痛、眩晕、耳鸣等一系列症状。

尽管眩晕特别是外周性眩晕发作时天旋地转非常可怕，但是多数疾病并不太危险。但是迷路炎引起的眩晕有所不同，可能需要手术干预，需要与其他疾病区别对待。中枢性眩晕虽然不那么剧烈，以平衡障碍为主，却反而可能有危险。

中耳炎为什么可引起眩晕

中耳腔和内耳紧密相邻，患中耳炎时，内耳总是处于危险之中。一旦炎症殃及内耳，就会出现内耳病象，如眩晕、耳鸣或耳聋。

急、慢性中耳炎均可引起眩晕，其机制为：

① 急、慢性中耳炎的炎症，经圆窗或破坏骨质造成的迷路瘘管侵及膜迷路引起迷路炎，导致眩晕、恶心、呕吐等症状。

② 慢性中耳炎鼓膜穿孔时，冬季冷空气或较凉的滴耳剂刺激暴露的圆窗及前庭窗，使迷路内的内淋巴液由于热胀冷缩而发生流动，引起眩晕。

③ 慢性中耳炎引起梅尼埃病而眩晕：这是由于长期中耳炎，中耳腔的炎性物质及毒素经圆窗膜、前庭膜或基底膜进入内淋巴液，扰乱内淋巴液中的电解质成分，破坏血管纹功能，使内淋巴液的渗透压平衡失调，造成膜迷路积水（即梅尼埃病）。

中耳炎病人出现比较严重的眩晕，不可掉以轻心，误以为是梅尼埃病，首先要怀疑迷路瘘管形成，应做 CT 检查，对高度疑有瘘管者，医生在手术中会进行探查和修复。

化脓性中耳炎产生的头痛有哪些特点

该病引起头痛多在渗出期，这是因为急性化脓性中耳炎时中耳腔内黏膜发生化脓性炎症。由于炎症，鼓室内的渗出物堆积，压力逐渐增高，直接压迫鼓膜产生耳道深部疼痛，重者可出现搏动性痛或刺痛。由于刺激鼓室丛和鼓膜表面的三叉神经分支和耳颞神经末梢引起向同侧颞顶枕部放射痛，这种疼痛多呈持续性、搏动性痛。

头痛特点表现在发病初期，剧烈耳痛在先，然后向患耳同侧的颞顶枕部放射，引起难以忍受的半侧头痛。全身症状视病人抵抗力和感染细菌的毒力而不同，常有畏寒、发热、周身不适及食欲不振。直到鼓膜穿孔或切开引流，脓液溢出后，鼓室内压力下降，耳内痛立刻缓解，头痛也随之减轻或消失。

慢性化脓性中耳炎为什么会引起头痛

慢性化脓性中耳炎可引起头痛，但不是疾病本身而是颅内并发症。能引起颅内并发症的主要是胆脂瘤型中耳炎。在并发症中可产生头痛的有耳源性硬膜外脓肿、耳源性脑膜炎和耳源性脑脓肿等。

慢性化脓性中耳炎长期反复发作，可引起颅内并发症。常见的途径有：

① 胆脂瘤病变直接破坏中耳骨质，感染侵入颅内。

② 硬脑膜与颞骨间血管联系密切，特别是颅后窝乙状窦附近感染经血液循环侵入颅内。

③ 中耳感染经缺损的迷路骨壁、圆窝和卵圆窝进入迷路后再侵入颅内。

感染入颅后，侵犯脑膜各层、硬脑膜窦、脑实质或脑脊液循环系统。感染过程中，由于脑膜受到炎症刺激和颅内压升高而出现高热，持续性头痛，头痛阵发性加重，并波及全头。根据引起并发症的不同，临床症状也不尽相同。

不同化脓性中耳炎鼓膜穿孔有哪些特点

对于鼓膜穿孔一般可以从穿孔位置（紧张部和松弛

部)、干湿、大小、边缘有否鼓膜残边存留(中央性和边缘性)等方面描述,对于诊断有一定的价值。

急性化脓性中耳炎时,鼓膜穿孔一般较小,常位于紧张部,大多有液体搏动,如星星样闪烁反光,有人称之为“灯塔征”。

慢性化脓性中耳炎伴胆脂瘤,常为鼓膜松弛部或鼓膜紧张部后上边缘性穿孔。不伴胆脂瘤的慢性化脓性中耳炎多数为紧张部中央性穿孔,伴有鼓室内肉芽与息肉时,曾经称为慢性化脓性中耳炎骨疡型。

根据鼓膜穿孔的不同部位可初步判断中耳炎的类型(图1)。

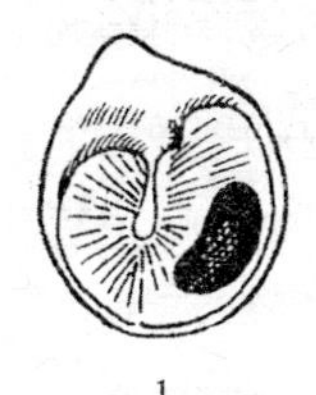

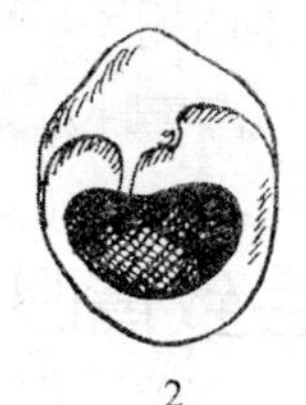

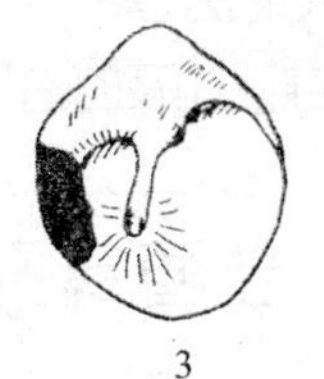

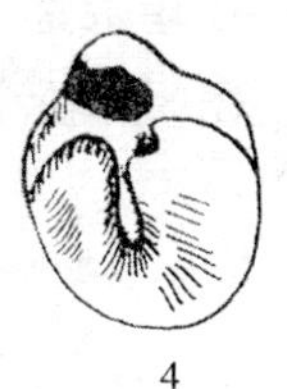

图1　鼓膜穿孔

1、2. 紧张部中央性穿孔；3. 边缘性穿孔；4. 松弛部穿孔。

鼓膜穿孔有哪些危害

鼓膜好比是中耳在外耳道开窗的窗玻璃,由它将外耳与中耳隔开,保护中耳腔。很多中耳炎容易发生鼓膜穿孔,其他如外伤、气压伤、化学伤等均可引起鼓膜穿孔。鼓膜穿孔的部位、大小等与病因密切相关,可为单发或多发,以圆形多见,也可为肾形、不规则形。鼓膜穿孔的部位和形状对判断疾病的程度和性质有重要意义。鼓膜一旦穿孔,有两方面的害处:

① 失去保护作用：穿孔后外界的细菌、污水、异物可经穿孔进入中耳引起感染流脓。

② 听力下降：如果鼓膜穿孔，鼓膜有效振动面积减少，外界声波的能量传入内耳减弱，听力就会下降。鼓膜穿孔大小和位置对听力的影响不同，一般小的前方穿孔对听力影响不大，而大的穿孔会导致严重的听力损失。

鼓膜具有很强的自愈能力。据估计，穿孔边缘每天能生长1毫米，穿孔后的鼓膜一般能够自愈。但是如果存在阻止鼓膜生长的因素，如鼓膜穿孔边缘微循环障碍、鼓膜中间纤维层停止生长、残余炎症、瘢痕粘连等，鼓膜穿孔会久治不愈。由于鼓膜穿孔的持续存在，鼓室与外界直接相通，经外耳道直接感染的机会增多，同时也增加了经咽鼓管感染的机会。患有鼓膜穿孔应及时治疗，以改善听力，杜绝后患。

鼓膜穿孔会致聋吗

在很多人的观念中，鼓膜是耳朵最关键的部件，鼓膜穿孔意味着耳聋。甚至在一些文学作品中也夸张地描述刺破鼓膜会导致听力丧失。这种观点从医学上说是不正确的。应该说内耳和相连的听神经才是耳朵的关键部位，一旦损伤有可能导致严重的听力下降，甚至全聋，治疗也比较棘手。

作为中耳一部分的鼓膜，一旦穿孔，在一定程度上会影响听力，穿孔小对听力的影响小些，反之则大些。单纯鼓膜穿孔对听力的影响不会非常严重，有时候为了治疗分泌性中耳炎，医生会做鼓膜穿刺、切开甚至鼓膜置管，造成鼓膜的医源性穿孔。这种小穿孔对听力的影响几乎无法察觉，反而因为排出了中耳积聚的液体，提高病人的听力。当然鼓膜穿孔的位置对于听力也有一定的影响。中耳内还存在其他传音部件,如听骨链对于声波传导、增压起着重要的作用。反过来说,有些听骨链中断但鼓膜完整的病人反而比同样情况下存在鼓膜穿孔的病人听力要差。

不过鼓膜穿孔后容易引起中耳炎反复发作,甚至破坏听小骨和中耳其他结构,或引起内耳病变,导致较严重的耳聋。鼓膜穿孔病人应及时到医院诊治,修补鼓膜。如果还存在中耳的其他病变和结构缺损,也需要手术时同时清除病变并做结构、功能修复,而不是单单满足于修复鼓膜的完整性。

耳聋、重听是怎么一回事

耳聋的程度较轻时,声音增强即可听到者,为听力减退或重(zhòng)听。耳聋严重者,可致听力完全丧失,称为耳聋或全聋。医学界也有人主张废弃重听一词,因为该名词不仅不能正常表达聋的性质,而且容易造成误解,如重听可被理解为听到两种声音,或是再听到一次声音。所以听力减退统称为耳聋为好。

耳聋有哪些种类

从发生耳聋的时间上分,发生在出生之前的称为先天性聋;发生在出生之后的称为后天性聋。按发生在幼童语言学习期前后不同,分为语前聋和语后聋,语前聋幼儿无法学习语言,可因聋致哑。

按照病变部位的不同,耳聋通常分为3类:传导性聋,病变在外耳及中耳;感音神经性聋,病变在内耳及其后听觉

神经传导通路各个环节上;混合性聋指上述两类耳聋兼而有之。

① 传导性耳聋:因外耳、中耳有病变,使声音传导过程发生障碍引起耳聋。常见致聋原因有外耳道耵聍、异物、炎症,先天性耳道闭锁,急、慢性化脓性中耳炎,急、慢性非化脓性中耳炎,先天性畸形,肿瘤,大疱性鼓膜炎,耳硬化症早期等。

② 感音性耳聋:由内耳发生病变引起的听力障碍称为感音性耳聋,神经传导经路发生病变引起的耳聋称为神经性耳聋。但临床上通常不易鉴别两者,故常将两者合并称为感音－神经性耳聋。临床上各种急、慢性传染病的耳并发症、药物或化学物质中毒、迷路炎、膜迷路积水、听神经瘤、颅脑外伤等引起的耳聋及老年性耳聋均可概括在感音神经性耳聋之中。

③ 混合性聋:是指既有传导性聋又有感音神经性聋,所以称为混合性聋。如开始为感音神经性聋,后因中耳感染又发生传音障碍而造成的耳聋;严重的头颅外伤,既损伤中耳又损伤内耳等。

小儿中耳炎对听力有哪些影响

小儿中耳炎治疗是否及时、彻底与听力的关系很大。如果小儿中耳炎在发病 1 周内及时治疗,只有 5%的儿童听力受影响。病情拖延 3 周后还未彻底治疗,约 30%的儿童听力受影响,有反复发炎的儿童,50%有听力障碍。听力损失的程度不等,在 20~60 分贝。主要是因传音机构受到不同程度的病变和破坏所致。如咽鼓管病变,多数为黏膜的炎症病变，妨碍空气进入中耳，使中耳压力下降，可出现以低频下降为主的耳聋。如已存在着鼓膜穿孔者，根据穿孔的位置和穿孔的大小观察对听力影响的程度。一般说，松弛部位的穿孔比紧张部穿孔的影响小，小穿孔比大穿孔影响小。这种情况在鼓膜全部消失时达到最大程度。如果病变累及听骨链，对中耳传音结构的破坏更大。中耳黏膜的炎症，在听骨链周围产生不同程度、不同范围的粘连，使听骨链失去其固有灵活度而陷入活动受限制或完全固定的状态，可使听力下降到50分贝的水平。此外，听骨链的断裂，而鼓膜又愈合完整时听力可下降到60分贝左右。争取早期治愈中耳炎是保护听力不受损害的关键。

为什么中耳炎治愈后听力会差了

中耳炎症既可使鼓膜穿孔，又可使听骨链中断，或者由于结疤和钙质沉着，使听骨活动受阻或固定不动，有时候经过治疗炎症控制达到了干耳，鼓膜穿孔愈合，但听骨链仍然是中断或固定不动，听力反而比炎症活动的时候更差。打个比方来说明：外界声波先受到完整的窗户纸——鼓膜的阻挡削弱一部分，自然比开窗户时的传声差；而后又无法通过听骨链到达内耳，只能穿越一个空房间——鼓室达到内耳，进一步衰减；最后由于声波同时达到内耳的两扇窗户——卵圆窗和圆窗，本来先后达到两窗导致的声波的相位差消失，也导致一部分听力损失。

长期流脓尤其是胆脂瘤型中耳炎，毒素或细菌进入内耳可导致内耳感音功能减退或消失，听力检查属混合性聋，也是中耳炎治愈后听力不佳的原因之一。如诊断为传导性聋，听骨链中断或固定，可以考虑鼓室探查，进行鼓室成形术以期改善听力。

感觉耳朵里塞了棉花是怎么一回事

有些病人觉得耳内闷胀、阻塞，好像耳朵里面塞了棉花，听东西好像隔了一层东西。

最简单的原因是耳道异物，如用棉签挖耳遗留棉花，还有就是耵聍栓塞加上浸水胀大阻塞外耳道。

更常见的原因却不那么简单。其实这种感觉描述得非常形象，多数情况下这种症状是咽鼓管功能不良的症状。

鼓膜像鼓皮，鼓室似鼓肚，鼓要敲得响必须肚里含气，中耳就是一个含气腔隙，但气体在其中会被逐渐吸收。为了保证中耳能持续充气状态，鼓室前方有一个通风管道——咽鼓管。随着吞咽、张口等动作，咽鼓管间歇性开放，鼻咽部的气体会进入鼓室。如果这个管道不那么通畅，鼓室的气体逐渐吸收，鼓膜会向内凹陷，病人会觉得耳闷。如果这种情况一直不好转，中耳的负压会导致积液，症状会愈加严重。还有一些病人慢性分泌性中耳炎迁延不愈，最后导致粘连性中耳炎。尽管中耳积液已经消失，但病人仍以耳闷为主要的不适症状就诊。

鼓膜为什么会内陷

正常的鼓膜也非平面，而是呈现出向内凹陷的浅漏斗形。如果沟通鼓室与鼻咽部，平衡鼓膜内外的气压的咽鼓管功能障碍，中耳的气压低于外界大气压，有弹性的鼓膜便

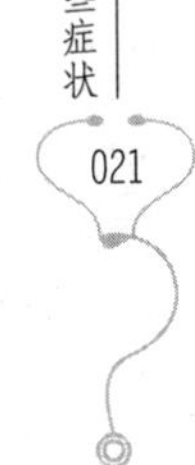

偏离正常位置向着中耳的方向往里陷，产生鼓膜内陷。

医生检查鼓膜时，如果发现锤骨短突特别突出，锤骨柄呈水平位，光锥消失或变形时，这就是鼓膜内陷了。此时如果进行声导抗检查，可以看到鼓室压力为负压，而鼓室压力图曲线高峰向负压侧偏移(C 型曲线)。

“鼓膜内陷”这一术语表述的是一种客观检查的发现，不是严格的诊断名称。有时病人有耳闷的症状，但是严重程度还够不上诊断分泌性中耳炎，有些医生就以“鼓膜内陷”代替诊断。如果症状严重，且听力有所降低，伴有耳鸣、耳闷，不但有鼓膜内陷，还可能出现中耳积液，这便是典型的分泌性中耳炎了。

引起鼓膜内陷的动力是鼓膜两侧的气压差。原因主要是咽鼓管阻塞。保持咽鼓管通畅，是防止鼓膜内陷的关键。

分泌性中耳炎有哪些症状

前面谈到了“鼓膜内陷”是分泌性中耳炎的客观表现，那么分泌性中耳炎还有什么主观症状呢？分泌性中耳炎的主要症状为：

① 耳痛及耳内闷胀：像耳朵里面塞了棉花，也像耳道进水后的感觉。

② 耳鸣：多为低音调“轰轰”样耳鸣，打哈欠或擤鼻时偶可闻及气过水声。

③ 耳聋：可于感冒后、乘飞机下降或潜水时，突然出现听力下降。儿童病人可表现反应迟钝、误听或注意力不集中。

患该病时有“自听增强”现象(即别人讲话听不见，自己讲话感觉声音很大)。目前对这一现象的解释是中耳传声机制障碍，外界的声音包括噪声干扰被阻断，反而觉得自己讲话的声音增大了。

还有比较细心的病人可以感受到有时头位改变时，听力可有变化，主要是因为鼓室内的液体随着头位顺重力流动，如前倾或偏向患侧，此时因积液离开蜗窗，听力可暂时改善。

分泌性中耳炎分为急性和慢性两种，两者表现也有区别。

急性分泌性中耳炎发病前多有感冒病史，发病初始耳痛不明显或可有轻微耳痛，稍后出现听力逐渐下降，且"自听增强"，即听外界的声音轻，听自己的讲话声音响声过大，而且听不清楚，讲话时有"轻声细语"现象。儿童表述能力较差，这些病症往往不易及时发现，因而没有得到恰当的治疗，逐渐转化为慢性分泌性中耳炎。

慢性分泌性中耳炎听力下降多在于不知不觉中发生。家长常因小儿对声音反应迟钝、注意力不集中或学习成绩下降而就医，有时在体格检查时偶然被发现。在慢性期均无耳痛，许多小儿诉说耳内闷塞感，似塞有棉花，按压耳屏后可暂时减轻。耳内可出现"蝉鸣"、"嗡嗡"或"滋滋"等声音，时有时无或持续不断。当头部运动、打哈欠、擤鼻涕或打喷嚏时，耳内可出现"噼啪"作响或气过水声等现象。

分泌性中耳炎有哪些客观表现

分泌性中耳炎耳镜检查可以发现鼓膜浑浊、内陷，锤骨柄移位，光锥消失，如中耳有积液，鼓膜常呈琥珀色或橙红色，并可见到液平或气泡（图2）。所谓"液平"，好比一个瓶子，如果部分充盈液体，可以在上方的气体和下面的液体之间看到一个交界线，耳镜下看上去像黑色的发丝，这就是气体、液体平面，简称液平。如果鼓室中没有液体或者干脆装满了液体，都不能看到液平。经过捏鼻鼓气或者咽鼓管吹张之后，如果咽鼓管在压力下开放，气体能够进入中耳，可能看到吹入的气泡。

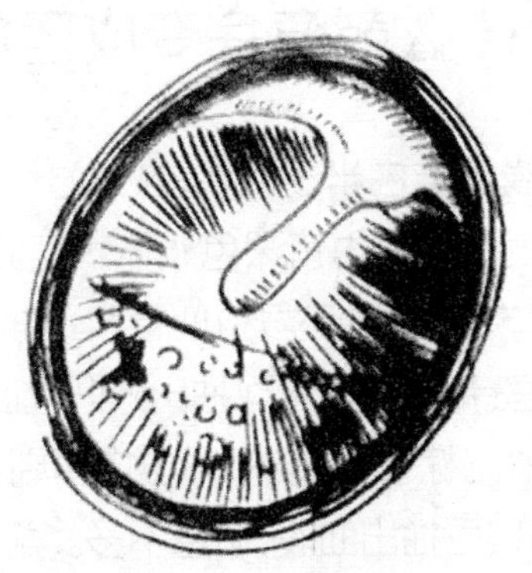

图2　分泌性中耳炎

鼓膜中部可见黑色发丝状横行液平，下方液体中有气泡。

小儿患分泌性中耳炎如何及时发现

小儿分泌性中耳炎往往症状隐匿，尤其在幼儿不能告诉父母耳部不适、听力下降等病情。常因就诊不及时而错过最佳治疗时机。然而通过细心观察，分泌性中耳炎仍有许多“蛛丝马迹”可被发觉，如看电视时开大音量、注意力不集中、反应迟钝，表现出“不听话”、“答非所问”，甚至“充耳不闻”等异常迹象。偶尔小儿会告诉家长一过性的耳朵不适或耳鸣。针对这些现象，不要以为孩子是故意不答应，应引起高度重视，及时带孩子到医院检查，以免延误治疗。实际上，定期有目的地带孩子到医院进行耳科检查，是及早发现儿童分泌性中耳炎的重要方法之一。尤其对反复发作上呼吸道感染、腺样体与扁桃体肥大、慢性鼻炎、鼻窦炎、睡眠打呼噜以及体质较差的小儿，有上述迹象时更应及时检查，早发现、早治疗，以免发生严重后遗症而追悔莫及。

为什么鼓膜会变成蓝色

正常的鼓膜呈珠白半透明状，鼓膜为什么会变成蓝色呢？蓝色鼓膜表示鼓室内有深色液体或充血组织，见于鼓室积血、胆固醇肉芽肿、鼓室异位血管及颈静脉体瘤等。鼓室积血时行鼓室穿刺，鼓室内可抽出陈旧性血性液体；胆固醇肉芽肿中可抽出棕褐色液体；异位血管则可抽出新鲜血液；颈静脉体瘤也可抽出血液，但量不多。前两者在抽出鼓室内液体后，鼓膜蓝色暂时消失。

鼓膜本身发生病变而致色素沉着，也会呈黑蓝的鼓膜。

蓝鼓膜本身不是疾病，是多种疾病的临床征象。病因不同，其危害也不一样，有时临床诊断常较困难，需先做中耳乳突 CT 检查，以明确病因，不宜盲目穿刺。治疗原则有很大区别，要根据病因及疾病的性质进行治疗。

中耳积液是耳朵进水了吗

很多病人因分泌性中耳炎就诊之后被告知“耳朵里面有水”，于是推测是不是在洗澡或者游泳时不当心耳朵里进水了。

对于正常人来说，外耳道是一个盲管，也就是说是一个死胡同，尽端被鼓膜封闭，即便洗澡、洗头或者游泳进水也只能残留在外耳道中。分泌性中耳炎导致的是中耳积液，也就是液体存在于鼓膜内侧的中耳，并非外耳道，不是外界的液体流入导致的。

前面已提及分泌性中耳炎大多由于炎症引起咽鼓管黏膜发炎，使它变狭或阻塞。当咽鼓管阻塞时，空气不能进入中耳腔，中耳内存留的空气渐被黏膜吸收，使气压降低，引起鼓膜内陷，毛细血管扩张，发生血清渗出，使中耳腔内积聚渗出液，产生渗出性中耳炎。所以分泌性中耳炎中耳积液是被中耳的负压从周围组织中抽吸出来的。根据近来的一些研究，可能还有低毒病原体感染导致的渗出。

总之，中耳积液并非是洗头、洗澡或者游泳耳朵进水未干所致。

胶耳是怎么一回事

胶耳是指耳朵里面有非常黏稠的液体，像胶水一样。分泌性中耳炎中耳积液的性质可能是浆液性的，也可能是黏液性的，后者被形象地称为胶耳。

分泌性中耳炎可分为急性和慢性两种。凡病程达 3~6 个月以上者，称为慢性分泌性中耳炎。慢性分泌性中耳炎可因急性分泌性中耳炎未得到及时与恰当的治疗，或由急性分泌性中耳炎反复发作，迁延转化而来。慢性分泌性中耳炎的中耳液体中黏液成分较多，含淋巴细胞为主，脱落上皮细胞较少，伴有少许胆固醇结晶。同时液体里蛋白质抑制剂功能降低或丧失，核蛋白及高分子糖蛋白大量增加，中耳积液极为黏稠而呈核黄色胶冻状者，称为胶耳。

航空性中耳炎是怎么一回事

航空型中耳炎实质上是气压创伤性中耳炎——外界气

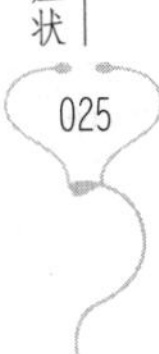

压变化造成的中耳损伤。

当外界压力突然增大，如飞机下降或深海潜水或者医疗上进行高压氧治疗的时候，为维持鼓膜双侧气压的平衡，空气必须从鼻咽部进入中耳。如果咽鼓管功能失调，例如上呼吸道感染、过敏性鼻炎或者鼻咽部增殖体肥大阻塞咽鼓管咽口时，中耳内压力低于外界的压力，导致鼓膜内陷；中耳的负压导致黏膜固有层内的血管会有血液的漏出液积于中耳。如果压力差变大，在中耳黏膜及鼓膜内会有淤斑和上皮下血肿形成。严重的压力差可导致中耳出血和鼓膜破裂，也可发生卵圆窗和圆窗的外淋巴瘘管。中耳和外界的压差常产生耳痛和传音性聋。如在飞机下降时发生感音神经性聋或眩晕，提示有外淋巴瘘管的可能性。而当从深海潜水升浮过程中出现同样症状时，提示内耳中有气泡形成。

病人有急性呼吸道感染或过敏反应时，应劝告其不要做飞行或潜水活动。如必须从事这些活动时，应于飞机下降前30~60分钟鼻部滴用血管收缩剂，如麻黄素或者去氧肾上腺素（新福林）等，有预防作用。

正常人乘飞机时会引起航空性中耳炎吗

正常人咽鼓管功能良好，能应付外界气压渐进性的变化，只要在飞机下降过程中，及时做吞咽动作或自行吹张咽鼓管，一般不会发生航空性中耳炎。只有在下列情况下，才会发生航空性中耳炎。

① 咽鼓管功能障碍：如患急性上呼吸道感染，急、慢性咽鼓管炎，过敏性鼻炎，慢性鼻窦炎等疾病。

② 缺乏预防知识：如在飞机下降过程中，未及时做吞咽动作或自行咽鼓管吹张，导致鼓膜内外压力不平衡。

③ 飞机下降过快，气压变化过快过大，超过咽鼓管的正常调节能力。

航空员或者乘务人员就业体检中耳鼻咽喉科检查非常重要，一旦发现存在可能诱发航空性中耳炎的基础因素，不宜选择这类职业。

航空性中耳炎有哪些临床表现

航空性中耳炎典型的表现有觉得耳闷、耳阻塞感、耳痛、耳鸣、听力下降，此时应考虑是否患了航空性中耳炎，要及时到医院耳鼻咽喉科检查。耳镜检查会发现鼓膜充血内陷、鼓室积液甚至鼓室积血，鼓膜破裂等极端情况很少见。纯音测听显示传导性聋，鼓室图表现为 C 型或 B 型曲线。

急性化脓性中耳炎有哪些临床表现

急性化脓性中耳炎的主要病理变化为中耳黏膜骨膜的急性化脓性炎症，鼓室黏膜水肿、充血，黏膜上皮坏死，渗出液由血清样逐渐变成脓性。鼓室积脓后，鼓室内压力继续增高，鼓膜因受压变软化，最后发生鼓膜穿孔。急性化脓性中耳炎的主要症状和检查在鼓膜穿孔前后迥然不同，表现在以下几方面：

① 全身症状：在鼓膜穿孔前，全身发热、恶寒、乏力等症状较明显。小儿多伴有呕吐、腹泻等急性胃肠炎症状。

鼓膜穿孔前耳深部锐痛或刺痛，疼痛可放射至同侧额部、颞部、牙齿，是鼓膜上的三叉神经分支（耳颞神经的外耳道支）反射之故。婴幼儿常表现为哭闹不安、拒食。当鼓膜自发穿孔或通过切开等处理使脓液排出后，疼痛骤减，全身症状也随之改善。

② 耳聋及耳鸣：始感耳闷，继则听力渐降，伴耳鸣；穿孔后耳聋反而减轻；有时可伴眩晕。

③ 耳内溢脓：鼓膜穿孔后耳内有脓液流出，初始带血，以后为白黏脓或黄稠脓。

把急性化脓性中耳炎的临床表现概括为 4 个字，便于大众记忆：

痛——剧烈耳痛。

聋——听力下降。

孔——鼓膜穿孔。

脓——耳道流脓。

小儿化脓性中耳炎伴发胆脂瘤有哪些特点

小儿中耳解剖与成年人有所区别，小儿慢性中耳炎伴发胆脂瘤的发展也与成年人不同，较成年人更具有侵袭性和破坏性。其发展一般较快，主要有以下特点：

① 中耳腔与周围重要组织之间的骨壁较薄，易被胆脂瘤所破坏，产生并发症。

② 组成中耳的各骨之间连接缝尚未完全闭合，胆脂瘤及炎症可沿这些骨缝迅速发展，侵蚀周围组织器官。

③ 小儿胆脂瘤较成年人生长速度更快，破坏力更大。

④ 小儿胆脂瘤多发生在乳突，而且多有咽鼓室功能不

良，进一步加重了其危害性。

⑤ 胆脂瘤包囊周围多有明显的炎症，酶活性较高，对周围骨质的侵蚀性和破坏性严重。

⑥ 小儿免疫功能不稳定，临床所见小儿胆脂瘤生长范围均较大，并发症多见。

⑦ 小儿胆脂瘤症状多不明显，不被家长重视而延误治疗，产生并发症。

鉴于以上几点，对小儿中耳炎应提高警惕，严防小儿慢性中耳炎继发胆脂瘤极其凶险的并发症。

儿童急性化脓性中耳炎有哪些特点

由于儿童机体抵抗力低，中耳局部免疫功能发育不完全，故儿童患急性化脓性中耳炎有以下特点：

① 全身症状较重，如急性面容，发热，体温可达 40℃，脉速，可出现惊厥。不及时治疗，易发生颅内、外并发症。

② 儿童，尤其是婴幼儿不会诉说耳痛，常表现为抓耳、摇头、哭闹不安。出现上述症状时应考虑除外急性化脓性中耳炎。

③ 婴幼儿鼓膜相对较厚，富于弹性，中耳炎时不易穿孔，甚至中耳已蓄脓，但鼓膜仍无显著红肿，容易漏诊。

急性乳突炎有哪些临床表现

急性乳突炎是乳突气房黏膜、骨结构的急性炎症。多见于6 岁左右的儿童。新生儿仅有鼓窦，没有乳突，2 岁以后乳突才开始发育。因此，2 岁以下的儿童只有鼓窦炎，没有乳突炎。

急性化脓性中耳炎，鼓膜自行穿孔或鼓膜切开排脓后，原有症状如发热、耳痛、耳漏等应迅速消退，如原有的症状不消退或已经消退的症状再度出现时，应警惕可能为急性乳突炎。乳突气房的炎症累及乳突皮质时，可以表现为耳后皮肤肿胀、耳后沟消失、耳郭向前向外移位。

乳突积脓腐蚀乳突骨皮质，可以形成耳后骨膜下脓肿。极少数病例乳突积脓从乳突尖内侧面穿破，脓液流注于胸锁乳突肌的深面、二腹肌的深面或浅面，可以形成耳下颈深部脓肿。

耳镜检查时可见鼓膜充血、外凸，外耳道后上壁有塌陷现象。影像学检查可显示乳突气房混浊、气房间隔模糊不清或融解破坏，形成一个含脓的空腔（融合性乳突炎）。

慢性化脓性中耳炎有哪些表现

前面将急性化脓性中耳炎的临床表现依次概括为痛、聋、孔、脓 4 个字，而慢性化脓性中耳炎由于鼓膜已经穿孔，疼痛不再是主要症状，其他三者成为主要表现。

孔——急性中耳炎后遗穿孔，由于有了引流通道，耳痛不像急性中耳炎那样明显。

脓——间歇性或持续性流脓。

聋——反复发作，听力进一步下降。

应该认识到，慢性化脓性中耳炎是一个复杂的疾病，一旦产生各种颅内、颅外并发症，临床表现更加复杂。另外，慢性化脓性中耳炎的后遗症也有各自的不同表现，上述简要概括不过是为了方便病人理解而已。

不伴胆脂瘤的慢性化脓性中耳炎有哪些临床表现

病变轻者单纯型，病变局限于中耳黏膜，称为单纯型，多为经咽鼓管蔓延来的感染所致；病变重者，黏膜可出现增生、肥厚，若病变深达骨质，发生骨疡，局部可生长肉芽或者息肉，病变迁延不愈，曾称骨疡型。

其主观表现如下：

① 耳溢液：耳溢液为间断性，或长期持续不停，上呼吸道感染时或经外耳道再感染时，耳溢液发作或增多。分泌物为黏液脓，或稀薄或黏稠，有肉芽或息肉者，分泌物中偶可混有血液；分泌物量多少不等。

② 听力下降：听力损失程度不等，轻者可感觉不到，待听力损失严重时方觉听力下降。

③ 耳鸣：部分病人可出现耳鸣。

客观检查：

① 鼓膜穿孔：穿孔位于鼓膜紧张部，大小不等，可分为中央性和边缘性两种：a. 若穿孔的四周均有残余鼓膜环绕，无论其位于鼓膜的中央或周边，皆称中央性穿孔。b. 如穿孔的边缘有部分或全部已达鼓沟，该处无残余鼓膜，则名为边缘性穿孔。从穿孔处可见鼓室内壁黏膜充血，肿胀，或增厚，高低不平，或有肉芽、息肉，大的肉芽或息肉可循穿孔伸展于外耳道，穿孔被遮盖而不可见。鼓室内或肉芽周围及外耳道内有脓性分泌物。

② 听力检查：纯音听力测试可示传导性或混合性听力损失，程度轻重不一。少数可为重度感音性听力损失。

③ 颞骨高分辨率 CT 扫描：炎症主要局限于鼓室黏膜

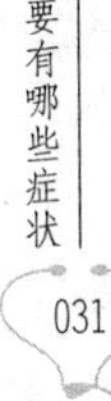

者，乳突多为气化型，充气良好。若有骨疡、黏膜增厚或肉芽生长等病损时，则气房模糊，内有软组织影。此时乳突多为板障型或硬化型。

伴胆脂瘤的慢性化脓性中耳炎有哪些临床特点

中耳胆脂瘤有如下特点：

① 耳内长期持续流脓，有特殊恶臭。

② 鼓膜松弛部或紧张部后上方有边缘性穿孔。从穿孔可见鼓室内有灰白色鳞屑状或豆渣样物质，奇臭。

③ 一般有较重传导性耳聋，如病变波及耳蜗，耳聋呈混合性。

④ CT 检查可以确定病变范围，并指导手术。

先天性胆脂瘤是胚胎期外胚层组织残留的组织，本身无细菌，故出生后耳内无感染流脓等，后逐渐发展、扩大、压迫和侵蚀骨质，最后向外突破，形成耳后脓肿、瘘管。检查鼓膜完好无损，一般经 X 线摄片或者 CT 检查才能发现。

胆脂瘤的破坏作用很大，会不断地向周围膨胀性增长，引起相应的重要结构的损害，出现严重的颅内、外并发症。

中耳炎有哪些并发症

急、慢性化脓性中耳炎均可引起严重的颅内、外并发症，特别是颅内并发症，病死率高，诊断和处理困难，是耳鼻咽喉科的急重症。尽管当今医疗条件普遍显著改善，中耳炎的并发症已经比较少见了。正因为少见，很多病人对于中耳炎的治疗掉以轻心，觉得不过是耳流脓，没有什么危险。应该说这种观念才是真正危险的。几百年前中耳炎在人们的观念中确实是可以致命的疾病，很多人迫不得已只能接受乳突根治术，在听力丧失但安全干耳和保留听力但危及生命之间选择。现代的耳科技术已经大大改善，兼顾病灶清除和功能恢复。应牢记中耳炎可能发生的严重并发症，及时诊治，预防为主才是正理。

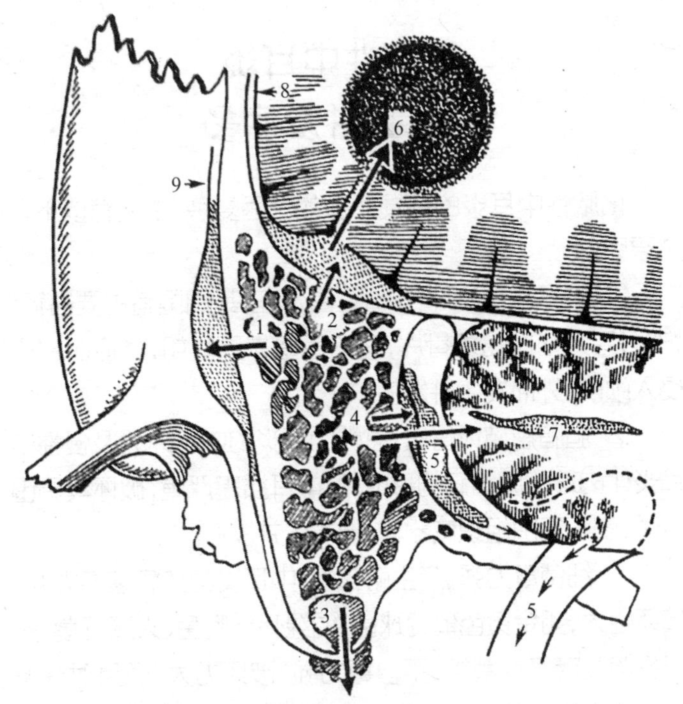

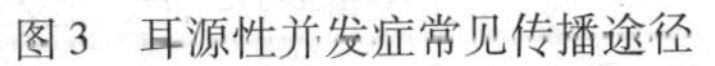
图3　耳源性并发症常见传播途径

1. 耳后骨膜下脓肿；2. 硬脑膜外脓肿；3. 颈深部脓肿；4. 横窦周围脓肿；5. 横窦血栓性静脉炎；6. 脑脓肿；7. 小脑脓肿；8. 硬脑膜；9. 骨膜。

根据并发症的发生部位，可分为颅内、颅外和颞骨内3大类。

① 颅内并发症：包括硬脑膜外脓肿、硬脑膜下脓肿、乙

状窦血栓性静脉炎、脑膜炎、脑脓肿、脑积水、脑脊液耳漏等，其中以脑膜炎、脑脓肿和乙状窦血栓性静脉炎在临床上最常见。

② 颅外并发症：包括耳后骨膜下脓肿、耳下颈深部脓肿等，其中以耳后骨膜下脓肿最为常见。

③ 颞骨内并发症：包括岩锥炎、迷路炎和面瘫。

化脓性中耳炎为什么并发症多

化脓性中耳炎的并发症多的原因复杂，主要有以下几个原因：

① 中耳解剖特殊：中耳位置深在，其周围有重要血管、神经，与大脑仅隔薄骨片，有的骨壁先天缺如，炎症时易于侵入颅内、外而发生并发症。

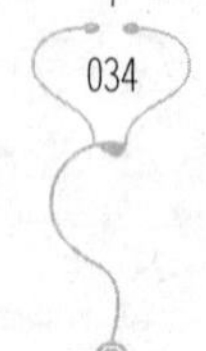

② 胆脂瘤破坏骨质：急性中耳炎的中耳坏死及慢性中耳炎伴肉芽和胆脂瘤的形成，对中耳损害严重，破坏其周围骨质，侵入周围组织或器官，易发生并发症。

③ 细菌毒力强、产生耐药性：中耳炎的致病菌毒力强，破坏性大，如金黄色葡萄球菌、铜绿假单胞菌、大肠杆菌、变形杆菌及产气杆菌等，不但毒力强，破坏力大，而且对许多抗生素产生耐药性，使炎症控制困难，故易发生并发症。

④ 中耳脓液引流不畅：由于鼓膜穿孔小或脓液黏稠而不易排出，或因中耳胆脂瘤、肉芽、息肉的病变组织阻挡了脓液流出，致炎症向周围组织器官扩散而发生并发症。

⑤ 重视不够：急性化脓性中耳炎有剧烈的耳痛、发热及明显的全身症状，而慢性化脓性中耳炎除流脓、耳聋外，一般没有什么其他症状，如果单耳患病，对听力也无大的影

响。于是有的病人不愿意去医院诊治，加上认为中耳炎是小病等错误的想法，往往不能及时、早期就诊，病情拖延严重，易发生各种并发症。

⑥ 治疗不及时、不彻底：急性中耳炎时治疗不彻底，以致留有后患；鼓膜穿孔没及时修补，反复感染，或明知有鼓膜穿孔，仍游泳潜水，引起中耳感染复发。

⑦ 身体抵抗力差：营养不良，年幼体弱，或有其他疾病，使抵抗力下降，易引起中耳炎症扩散，发生并发症。

慢性化脓性中耳炎出现并发症有哪些迹象

慢性化脓性中耳炎出现并发症前多有局部引流不畅或急性发作史，如一直流脓，未经治疗，流脓突然减少或停止，常表示引流受阻；或脓液突然增多，耳内疼痛、发热、全身不适、头痛、头晕、视物旋转及食欲不振、恶心、呕吐等。慢性化脓性中耳炎如出现这些情况应警惕发生并发症的危险，及时到医院就诊。

特别要指出，现在人们的生活水平和文化水平都提高了，懂得的医疗知识也多了，但因工作忙，有病常常不去医院治疗，自己服用抗生素。如由于用药不当，反而掩盖和延误了病情，使并发症临床表现不典型，增加了诊断和治疗的困难。近年来，有一些来自大城市或医疗条件比较好的地区的病人，竟发展到脑脓肿等严重并发症才来就诊。

慢性中耳炎脓液出现恶臭有危险吗

慢性中耳炎伴发胆脂瘤时临床表现复杂，早期诊断有

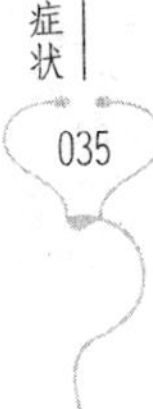

一定困难，但胆脂瘤型中耳炎有其规律性和特征，认识这些特征有助于早期判断是否有胆脂瘤的存在。慢性中耳炎伴发胆脂瘤时多为持续性流脓。胆脂瘤包囊内充满脱落的上皮屑和角化物质，容易发生反复感染，尤其是厌氧杆菌等腐败菌感染。导致脓液常有特殊的恶臭味。胆脂瘤本身实际上没有任何臭味，而是腐败菌感染产生的特殊臭味。

对耳科医生而言，胆脂瘤型中耳炎的诊断多无困难，关键在于病人能否及早就诊。慢性化脓性中耳炎病人，如有持续性耳流脓，脓液有臭味时，要高度警惕，及时就诊，以免贻误病情引起并发症。

面瘫与中耳炎有关吗

人们对于面瘫（面神经麻痹）的了解多数局限在面神经炎或者脑卒中（中风）的范围中，对于中耳炎与面瘫的关系却所知甚少。耳源性面瘫是指耳部疾病或手术损伤面神经某段所致的单侧面部表情肌麻痹。该病多见于急、慢性化脓性中耳炎、乳突炎及其并发症，可以发生在中耳炎的各个时期，是耳鼻咽喉科常见病之一。

面瘫可分为中枢性和周围性两大类。a. 中枢性面瘫由脑神经内部病变引起，例如脑卒中（中风）。b. 而周围性面瘫是面神经在脑外部分病变引起的，比较常见的原因是面神经炎和中耳炎并发症。周围性面瘫多为一侧，表现为患侧面部表情肌瘫痪，表情动作和前额皱纹消失，眼裂增大，鼻唇沟平浅，口角下垂，病人不能做皱额、皱眉、闭眼、鼓腮、露齿、撅嘴等动作。进食时食物常存留在病侧颊齿间隙内。由于一侧的面神经失去正常的功能而发生麻痹，因而受它支配的颜面表情肌处于静止状态。面部肌肉失去神经的控制，不但不能收缩，缺乏张力，还会越来越松弛，患侧面部的皮肤下垂。时间长了，会出现失用性肌肉萎缩。由耳科疾病引起的面瘫多为周围性面瘫（图4）。

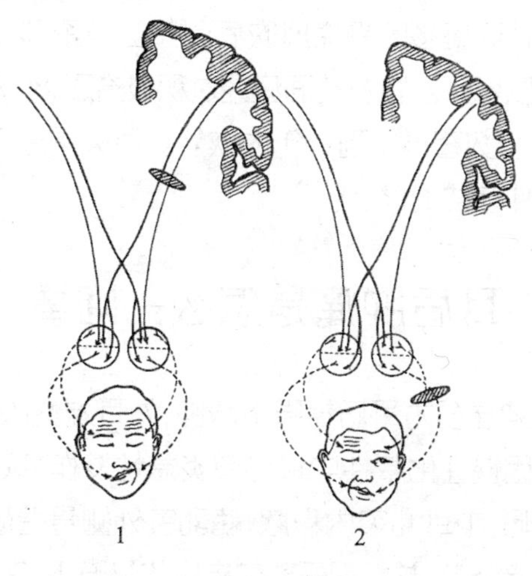

图4　面瘫

1. 中枢性面瘫；2. 周围性面瘫。

急性化脓性中耳炎发生面瘫的概率不到1%。大多数人的面神经经过中耳腔时有完整的骨管保护，个别人此管有先天性缺损。当发生急性中耳炎时，炎症经过骨管的缺损区侵袭面神经鞘，可引起面神经瘫痪。急性中耳炎初期，常因血管受刺激，使神经血液供应不足或在细菌的毒素直接作用下，发生面神经水肿，表现为面瘫。在这些病例中，面瘫的起病一般缓慢，常为不完全性，面瘫常于中耳炎积极治疗后迅速消失。

面瘫发生于慢性化脓性中耳炎者为5%左右。这种面瘫常为不断扩大的胆脂瘤破坏面神经骨管所致，起病可急可缓。如不及时进行手术，清除病灶，面神经可发生不可逆变性，导致永久性面瘫。

小儿因面神经骨管发育不完整，面神经与鼓室黏膜、骨膜紧紧靠在一起，患中耳炎时可直接波及面神经，因此小儿患面瘫比成人更多见。

特发性面瘫多因受凉风吹后引起口眼歪斜，应与耳源性面瘫加以鉴别。特发性面瘫经过积极治疗，80%可在1～2周恢复，少数在半年到一年内恢复。可采用激素、扩血管药物等多种方法治疗。

耳后肿痛是怎么一回事

耳后肿痛多为耳后骨膜下脓肿，为耳源性颅外并发症之一。多因慢性化脓性中耳乳突炎急性发作，或中耳炎脓液引流不畅，中耳乳突内积脓，使乳突外侧骨壁破坏，脓液可穿破骨壁外溢，并蓄积于乳突皮质的骨膜下，在耳后乳突部出现红肿区，成为耳后骨膜下脓肿。如炎症继续向外扩展，可穿透耳后乳突部的骨膜和皮肤形成耳后瘘管，长期流脓反复感染，使病人苦不堪言(图5)。

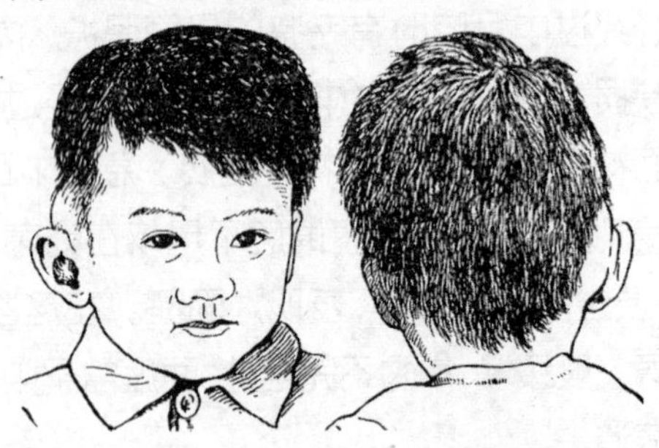

图5　耳后骨膜下脓肿

临床表现为乳突表面软组织红肿、压痛，触及耳郭不痛，有波动感。耳郭后沟早期存在，后期消失。耳郭向前、向下、向外移动，小儿病人有此现象。耳后瘘管是由于乳突骨膜下脓肿长期不愈所致。瘘管内充满水肿的肉芽组织，其四周皮肤呈暗红色充血，有脓液分泌物由瘘管持续排出。用探针由皮肤瘘管处探入，可触及乳突骨质破坏处。检查时，如外耳道内有局限性肿胀，牵引耳郭疼痛。鼓膜完整者，可证实为外耳道疖肿所致。鼓膜有穿孔，外耳道有脓液，影像学检查显示有骨质破坏阴影，即可确诊为耳后骨膜下脓肿。

要注意病人全身情况，体温升高，注意休息和多饮水。根据脓液细菌培养及药敏试验的结果，选用抗生素控制感染。清除外耳道脓液，滴入敏感的消炎药物，脓肿切开或瘘管处定期更换敷料。严密观察有无脑膜刺激症状，以便早期发现颅内并发症。根据病情尽早手术治疗。

外耳道胆脂瘤是中耳胆脂瘤的并发症吗

前面谈到过胆脂瘤型中耳炎，经常也直接称为"胆脂瘤"。这并不意味着胆脂瘤只发生于中耳，只是颞骨是胆脂瘤的高发区而已。颞骨内的胆脂瘤还有外耳道胆脂瘤，是指阻塞于外耳道骨部的含有胆固醇结晶的脱落上皮团，其组织学结构同中耳胆脂瘤，但常混有耵聍碎屑。

该病病因不明，可能与外耳道皮肤受到各种病变的长期刺激（如耵聍栓塞、炎症、异物、真菌感染等）而产生慢性充血，致使局部皮肤生发层中的基底细胞生长活跃，角化上皮细胞脱落异常增多。若其排除受阻，便堆积于外耳道内，形成团块。久之其中心腐败、分解、变性，产生胆固醇结晶。

临床上大多发生于成年人，单侧多见，可侵犯双耳。无继发感染的小胆脂瘤可无明显症状。胆脂瘤较大时，可出

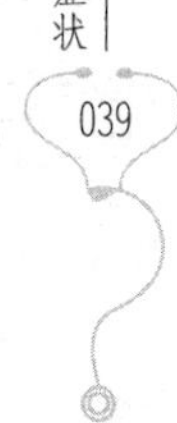

现耳内堵塞感、耳鸣。如继发感染可有耳痛、外耳道有臭味分泌物。检查见外耳道深部为白色或黄色胆脂瘤堵塞，其表面被多层鳞片状物质包裹。较大的胆脂瘤清除后可见外耳道骨质遭破坏、吸收、外耳道骨部明显扩大。外耳道胆脂瘤原发于外耳道，并非中耳胆脂瘤向外发展的结果。一旦去除胆脂瘤后，可以发现鼓膜完整，听力恢复。当然巨大的外耳道胆脂瘤可破坏外耳道后壁侵犯乳突，广泛破坏乳突骨质，并发胆脂瘤型中耳乳突炎，甚至可引起周围性面瘫。

尽管理论上根据病史及外耳道有特征性白色皮屑团块即可作出诊断，取胆脂瘤送检可确诊，但实际上外耳道胆脂瘤经常被误以为耵聍栓塞，滴用碳酸氢钠溶液后行外耳道冲洗，直到多次尝试都难以洗出才被注意到而确诊。注意该病应该和原发于中耳的胆脂瘤、外耳道癌变及坏死性外耳道炎鉴别，必要时做颞骨 CT 扫描。

未合并感染的胆脂瘤较易取出，清除方法同耵聍取出术。可用3%~5%碳酸氢钠溶液（合并感染时忌用）滴耳，使其软化后再取。合并感染时，应注意控制感染。单纯的控制感染很难迅速奏效，只有全部或部分清除胆脂瘤后，方能促使炎症吸收。感染严重、取出十分困难者可在全麻及手术显微镜下进行，同时全身应用抗生素控制感染。术后应随诊观察，清除残余或再发的胆脂瘤。反复治疗后复发或骨性外耳道吸收扩大者，宜选手术治疗。外耳道胆脂瘤侵入乳突者，应行鼓室成形术治疗。

怎样早期发现中耳炎的颅内并发症

抗生素的广泛应用，急性化脓性中耳炎引起颅内并发症者已很少见。胆脂瘤易侵蚀骨质，且炎症不宜控制，目前绝大多数颅内并发症由胆脂瘤型中耳炎引起。

对慢性化脓性中耳炎病人，出现耳部分泌物变为恶臭脓性、头痛或耳深部疼痛、发热、恶心、呕吐等颅内并发症的早期症状和体征时，病人或其家属应当高度警惕发生颅内并发症的可能，应及时到医院就诊，做相应检查，确定或排除颅内并发症，避免晚期症状和体征出现时（如精神错乱、失语、昏迷等）才作出诊断，延误病人的治疗。

什么是耳源性脑脓肿

耳源性脑肿是指中耳感染侵入颅内引起的脑脓肿，是化脓性中耳乳突炎的严重并发症，重者危及生命，多并发于胆脂瘤型中耳炎。而一般急性中耳炎较少引起颅内感染，胆脂瘤和肉芽不断侵蚀破坏鼓室盖和乙状窦骨壁等部位，造成局部骨质缺损，炎症直接影响硬脑膜或向脑内扩散。在个别情况下，炎症可循先天性骨质缺损处侵入颅内。脓肿多位于颞叶，小脑次之，位于其他各叶者以及多发性脓肿甚少。耳源性脑脓肿是各种颅内并发症较多见和最严重者，临床特点主要是在中耳炎基础上出现发热、头痛，不同程度的意识障碍与神经系统的某些定位症状。脑 CT 扫描对早期诊断具有重要意义。该病预后差，早期及适当的治疗常能降低病死率。

耳源性脑脓肿是怎样形成的

耳源性脑脓肿是化脓性中耳炎的最严重并发症。据统计，大脑脓肿约 80％是由中耳炎引起的，小脑脓肿几乎都是耳源性的。因此,有必要认识和了解耳源性脑脓肿。

中耳胆脂瘤和肉芽组织侵蚀破坏中耳的骨壁后,炎症沿骨质缺损处向颅内侵犯,一般不直接形成脑脓肿,而是先形成硬脑膜外脓肿、硬脑膜下脓肿或乙状窦脓肿等,然后侵入脑组织形成脑脓肿。其致病菌以变形杆菌为主,其次为铜绿假单胞菌、链球菌、葡萄球菌等。脓肿的形成一般需经过局限性脑炎期、化脓期和包膜形成期,感染后常需3~4周后才能形成脓肿包膜。脑脓肿的症状隐匿,表现复杂,可分4期。在不同的阶段,临床表现迥异,因此诊断较困难。一旦怀疑脑脓肿,应及时做CT或磁共振成像检查,确定脑脓肿的部位和大小。诊断确定后,适时进行手术,行脑脓肿穿刺引流或将脑脓肿切除,并用大剂量抗生素控制感染,尚可挽救生命。

耳源性脑脓肿如未予及时确诊和正确治疗,存活率不高。随着生活水平的提高,卫生常识的普及,医疗技术的提高和诊治设备的完善,以及抗生素的广泛、正确的使用,中耳炎并发脑脓肿者日渐减少。但由于脑脓肿危害极大,必须高度重视。积极治疗中耳炎,坚持预防为主。一旦发生脑脓肿,即使治愈也多有严重的后遗症。

耳源性脑脓肿有哪些症状

耳源性脑脓肿可分为4期:

① 前驱期:为时数日,有寒战、发热、脉速,有时有呕吐和头痛。

② 潜伏期:历时数周,多无明显症状,可有头痛、低热、全身不适、精神状态不正常、消瘦或便秘等。

③ 显著期:低热、食欲不振,剧烈头痛、恶心和喷射性

呕吐，视神经乳头水肿，脉缓，脑膜刺激征，表情淡漠、嗜睡，最后昏迷。颞叶脓肿可出现命名性失语、感觉性失语，对侧偏瘫、同侧偏盲，对侧锥体束征等。小脑脓肿可出现同侧肢体肌张力减退、罗姆伯格（Romberg）征阳性、共济失调、轮替运动障碍、中枢性眼震、过指试验阳性。

④ 终末期：多因脑疝或脓肿破裂，引起脑室炎及弥散性脑膜炎，高热、昏迷，或突然呼吸、心跳停止。

耳朵里长癌跟中耳炎有关吗

耳朵里也会生癌，只不过发病率比较低而已。中耳癌虽然发生率低，但多与长期慢性中耳炎相关。

据统计，80％以上的中耳癌病人有长期的耳流脓病史（平均耳流脓史为30年）。尽管目前还没有发现慢性化脓性中耳炎引起中耳癌的直接证据，但研究表明，长期慢性化脓性中耳炎的慢性刺激，可使中耳黏膜化生，发生癌变。预防和及时治疗慢性化脓性中耳炎可降低中耳癌的发生。

另一方面由于不少慢性中耳炎病人习惯了长期耳流脓，早期中耳癌的征象被原有中耳炎的症状掩盖，并未引起病人的重视。同时由于临床上发病率低，不少医生也总是优先考虑常见病和多发病，慢性中耳炎的诊断。经常要等到症状严重，癌细胞侵犯到周围重要组织结构的时候才被发现。此时诊断固然容易，但是治疗却比较困难了。

中耳癌可原发于中耳，或继发于外耳道或鼻咽部等，外耳道乳头状瘤恶变也常侵入中耳。病理类型以鳞状细胞为多见，肉瘤较少。

中耳癌的症状，根据肿瘤的部位、发展方向以及病期的早晚而有所不同。

① 耳痛：为早期症状，常为胀痛，晚期疼痛剧烈，为持续性，可放射到颞部、乳突部及枕部。

② 听力减退：早期出现，但病人常因耳痛而分散注意力，或因原有中耳炎听力已减退或对侧听力良好之故而忽略。

③ 出血和肉芽：早期常见耳流血性分泌物，而且很臭，在外耳道或中耳有肉芽组织。晚期若癌肿破坏血管，可发生致命性大出血。因此，如果耳部流脓长久不愈，并有经常流血，要及时到医院诊治，不要自认为是中耳炎而延误治疗。

④ 张口困难：早期可因炎症疼痛而反射性引起下颌关节僵直，晚期多因癌肿侵犯下颌关节所致。

⑤ 神经症状：癌肿侵犯面神经可引起同侧面神经瘫痪，即口歪眼斜的现象。侵犯迷路则引起迷路炎及感音神经性耳聋，晚期可侵犯第Ⅴ、Ⅵ、Ⅹ、Ⅺ、Ⅻ脑神经，引起眩晕和其他脑神经相应的症状，并可向颅内转移。

检查时外耳道深部和鼓室内可见肉芽样组织，触之易出血。确诊主要基于肉芽组织活检，CT、MRI 等影像检查是重要的辅助诊断工具，可以估测病变的范围，为治疗提供重要的依据。

中耳癌发病隐袭，早期诊断困难，待症状严重，癌细胞可能已悄然延及中耳及周围重要组织，此时诊断固然容易，但治疗却很困难。

慢性化脓性中耳炎病人，近期耳部出现血性分泌物、面瘫、耳痛，耳道内有肉芽组织生长时应引起高度警惕，应及时到医院就诊。医生发现外耳道或鼓室有肉芽样组织时应进行病理检查，力争早期诊断。

中耳癌的预后较差，5 年生存率仅为 25%左右。正因为中耳癌疗效差，预防为主尤其重要，预防中耳炎及对慢性化脓性中耳炎及时根治是防止发生中耳癌的有效措施。

患了中耳炎
需进行
哪些项目诊断检查

姓名 Name ________ 性别 Sex ____ 年龄 Age ________

住址 Address ________________________________

电话 Tel ____________________________________

住院号 Hospitalization Number __________________

X 线号 X-ray Number ___________________________

CT 或 MRI 号 CT or MRI Number __________________

药物过敏史 History of Drug Allergy _______________

耳的一般检查方法有哪些

前面已经说过，比起眼睛来说，耳朵要隐匿的多，所以除了耳郭之外，耳科检查难度比较大，多数要依赖专科器械辅助。很多宣传画上，医生除了白大衣听诊器之外，额镜是最常用的标志了。耳科医生通过这种中间有个指尖大小圆洞的凹面镜，把强光源聚焦到耳道深处，可以检查耳朵。

① 外耳的检查法：观察耳郭大小、位置是否对称，有无畸形、瘘管、红肿、压痛，耳周淋巴结有无肿大，然后牵拉耳郭并压耳屏观察有无疼痛。乳突部有无肿胀、瘢痕，鼓窦区、乳突尖等处有无压痛。

② 外耳道及鼓膜检查法：普通耳镜检查法：医生将额镜光线集中于受检查者的外耳道口，以一手向后上方牵引耳郭（如系小儿应向后下牵引），使耳道变直。如果耳毛不多、耳道比较宽畅，便可检查耳道和鼓膜了。否则需要选择大小合适的耳镜——看上去像一个金属制成的小漏斗，旋转置入外耳道，撑开耳毛，扩张耳道口，以便检查。还有一种自带光源的有放大作用的电耳镜，可以更加清晰地检查耳道和鼓膜。应观察外耳道有无耵聍、异物，皮肤是否红肿，有无疖肿，骨性外耳道后上壁有无塌陷，外耳道内有无分泌物及其性状与气味。清除外耳道内的耵聍、异物或分泌物。观察鼓膜的正常解剖标志是否存在，注意鼓膜的色泽、活动度以及有无穿孔及其部位、大小。

如果有条件还可以通过显微镜检查鼓膜和外耳道的细微病变。

耳科一般检查法中鼓膜检查最为关键。为了便于描写病变部位，将鼓膜沿锤骨柄向后下方作一延长线，再通过脐部作一与此延长线垂直的线，将鼓膜分为前上、前下、后上、后下 4 个象限(图6)。检查时应注意鼓膜的色泽及正常标志，有无充血、膨隆、内陷、混浊、增厚、瘢痕、钙斑、液平(发线)、穿孔与分泌物等病变现象。

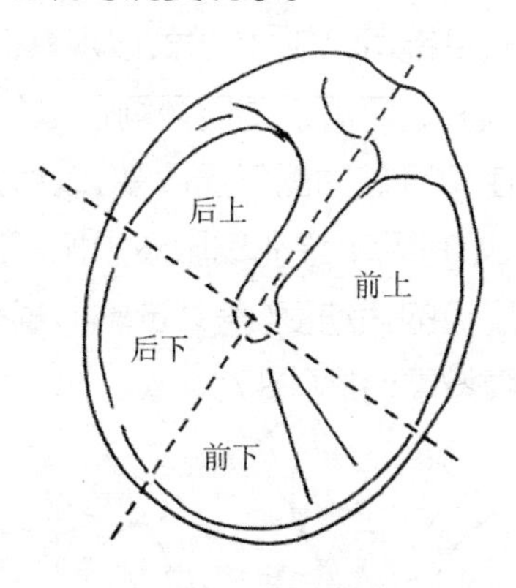

图6　右侧鼓膜象限划分

① 充血:轻度充血仅见于锤骨柄处有条纹充血，或自脐部向四周放射状充血。重度充血呈弥漫无边际性鲜红色，常为耳道或中耳急性炎症所致。

② 内陷:表现为光锥缩短、分散或消失，锤骨短突明显或广泛锤骨柄向后上方移位，似缩短变横，多由于咽鼓管阻塞或鼓室内粘连所致。

③ 混浊:鼓膜增厚失去光泽，表面标志不清，呈局部或广泛的白色混浊或局限性发白增厚的瘢痕，有时可见界限分明的黄白色钙化斑，为中耳炎症后遗所致。

④ 穿孔:应注意穿孔部位、大小、形状、分泌物量及性质等，穿孔内鼓室黏膜有无肿胀、肉芽、息肉或胆脂瘤分泌物等。

检查鼓膜时，应先清除外耳道耵聍及分泌物，有时松弛部病变易被痂皮、碎屑遮盖，极易疏忽，误认为正常。

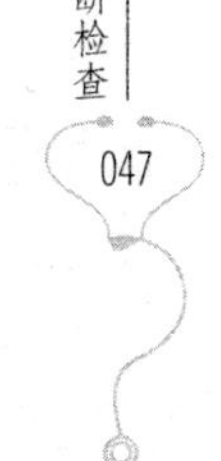

什么是鼓气耳镜检查

鼓气耳镜是密闭的普通耳镜或者电耳镜加一个可以加压的皮球。鼓气耳镜可以放大实像,以观察鼓膜细微病变,如微小穿孔、粘连、液平等。同时还可以鼓气,交替挤压和放松橡皮球会使外耳道内的气压改变,以检查鼓膜活动度极其细微病变,如有无小穿孔或脓液吸出等。也可用鼓气耳镜检查镫骨足板的活动度(盖莱试验)、检查迷路有无瘘管以及进行鼓膜按摩治疗(图7)。

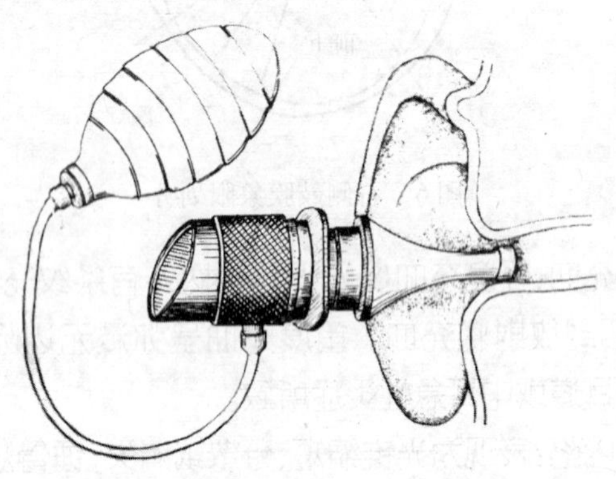

图7　鼓气耳镜

耳内镜检查有哪些优点

近年来,中耳窥镜检查技术发展较快,具有高分辨率、图像清晰、实用、方便、无创伤等优点,成为耳科临床不可缺少的诊疗手段之一。常用的中耳窥镜有硬管窥镜和纤维内镜两种,可以对鼓室病变进行拍照、录像、检查,最常用于中耳炎的鼓室检查。目前最先进的纤维内镜直径仅0.45毫米，可通过鼓膜的微小穿孔进入鼓室，也可通过咽鼓管进入鼓室，或经鼓膜切开口进入鼓室，对中耳病变范围、程度进行检查。还可以观察各个听小骨的情况，了解听骨链的破坏情况，有助于中耳手术方案的设计，大大提高了临床诊断中耳疾病的能力，避免或减少了一些有危险和有损害的中耳手术。中耳窥镜在作为重要的检查手段的同时，还可以对某些中耳疾病进行治疗，如经咽鼓管进行中耳抽液、探查咽鼓管等。如携带微激光，还可对中耳内的炎性粘连进行松解，清除中耳内某些早期的细微病变。

咽鼓管检查有哪些方法

咽鼓管检查法主要原理是将空气经咽鼓管吹入中耳，以检查咽鼓管的通畅度、有无狭窄和阻塞、鼓室外有无液体存留，并进行治疗的方法。

① 最简单的方法是让病人做捏鼻鼓气动作，如果鼓膜完整，多数病人可以感觉到有气体进入鼓室，用耳镜观察可见鼓膜膨隆。如果鼓膜穿孔比较小且咽鼓管通畅，医患均可听到哨声，如果使用听诊管，可以更加清楚地闻及。有些比较细心的病人甚至在描述病史的时候也会主动告诉医生，自己捏着鼻子鼓气，耳朵里面有“吱吱”的动静。

② 导管吹张法：病人与检查者接好听诊管，将管径大小适合的咽鼓管导管弯端向下，沿鼻底向后轻轻放入，旋转使其前端进入咽鼓管咽口。固定后用吹张球在导管后端口进行吹张，如于听诊管中听到进气声，表示导管位置正确，并根据进气声来判断咽鼓管阻塞、狭窄等情况。正常情况下听诊管有轻柔的吹风样“嘘嘘”声及鼓膜震动声。咽鼓管狭窄时，发出断续的“吱吱”声。中耳积液可听到气过水

声。导管未插入咽口,无声音和震动声。

对有鼓膜穿孔的病例,除上述方法外,还可用下列方法进行检查:

① 正、负压平衡穿孔试验法:用声导抗测试仪的气泵压力系统检查咽鼓管平衡正、负压功能。将探头置于外耳道内,密封固定。分别于外耳道加压或减压,观察外耳道内压力改变及吞咽后的改变。若咽鼓管不通,则压力变化不大。

② 滴药法:自外耳道滴入0.25%氯霉素液,连续压耳屏或做吞咽动作。如咽部感到苦味,表明咽鼓管通畅;如反复吞咽仍无苦味感觉,说明咽鼓管不通。

听力需检查哪些项目

听力是耳的两大主要功能之一,听力检查法至关重要。听力检查的目的是了解听力损失的程度、性质及病变的部位,检查方法甚多。一类是观察病人主观判断后作出的反应,称为主观测听法,如耳语检查、秒表检查、音叉检查、听力计检查等,但此法常可因年龄过小、精神心理状态失常等多方面因素而影响正确的测听结论。另一类是不需要病人对声刺激做出主观判断反应,可以客观地测定听功能情况,称为客观测听法,结果较精确可靠,它有以下几种:a. 通过观察声刺激引起的非条件反射来了解听力(如瞬目、转头、肢体活动等)。b. 通过建立条件反射或习惯反应来检查听力(如皮肤电阻测听等)。c. 利用生物物理学方法检查听力(如声导抗检查)。d. 利用神经电生理学方法检查听力(如耳蜗电图、听性脑干反应、多频稳态等)。

进行音叉试验有哪些意义

尽管目前有纯音测听检查(电测听)可以定性、定量地测定听力,部分取代了传统的音叉试验,但是通常临床医生并不直接操作。遇到对于听力图难以解释的情形,有经验的医生还是会用一套“Y”形的金属音叉,敲击后振动发出不同频率的声音,进行双侧或者医患之间的比较来分辨耳聋的性质。音叉放于距耳道口约1厘米处,穿越空气到达鼓膜,听得者为“气导”;置于颅骨上直接听得者为“骨导”。下面简单介绍一下常用的音叉试验(图8)。

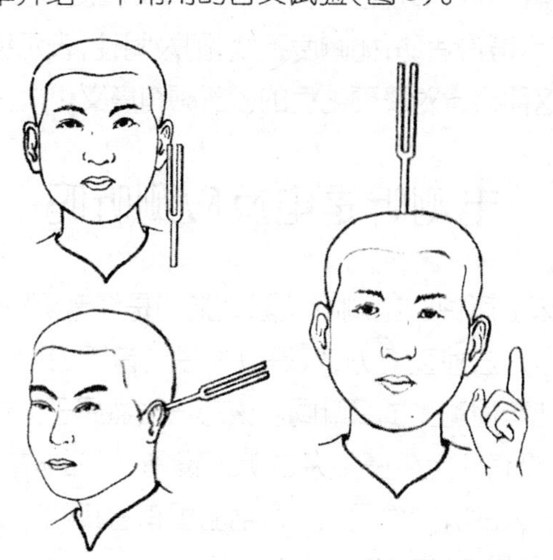

图8　音叉试验:任内试验和韦伯试验

① 气、骨导差比较(任内)试验:比较音叉气导听到时间与骨导听到时间的长短。气导时间长于骨导者记为阳性(+),反之记为阴性(-),两者相等者记为阴阳性(±)。若虽气导时间长于骨导,但两者均短于正常听力耳,则记为短阳性。阴性或阴阳性者提示听力损失为传导性或混合性,

阳性者为正常，短阳性者见于感音神经性聋。

② 骨导偏向(韦伯)试验：音叉置于颅骨正中，令病人指出响度偏向。如偏向健侧或听力损失较轻一侧，则患耳或听力损失较重侧为感音神经性聋；反之则传导性聋。如在正中，则或双耳听力正常，或为双耳气、骨导听力相应减退的综合结果。

③ 骨导对比(许瓦巴赫)试验：比较受试耳与听力正常耳的骨导时间长短。长于正常耳者见于传导性聋，短于正常者多为感音神经性聋或混合性聋。

④ 镫骨活动(盖莱)试验：音叉敲响后置于乳突，并以鼓气耳镜在外耳道加压。如加压时音叉响度有变化，则为阳性，表示镫骨活动；如响度不变，则为阴性，表示镫骨活动受限。这种检查对耳硬化症的诊断颇有意义。

电测听是电反应测听吗

临床上所说的电测听实际上指的是纯音测听，不是用电生理学方法检查听力，只是以电子纯音听力计施加倍频程频率纯音检测受试耳听阈。该方法虽然属于传统的主观测听，也没有使用尖端复杂的听力设备，但却非常重要，对于评估病人的听力情况和助听器验配有着其他方法不可替代的作用(图 9~图 10)。

对有听力损失者，应分别以气导和骨导进行检测，以利于区别听力损失的性质。气导检测时，对双耳听阈差超过 40 分贝者应在健侧施加掩蔽，受试者会在检验的对侧耳听到“哗哗”的噪声，目的主要是为了防止好的耳朵窃听，产生“影子听力曲线”。骨导测试应在对侧施加掩蔽。听阈记录为“dB(分贝)”、“HL(听力级)”。

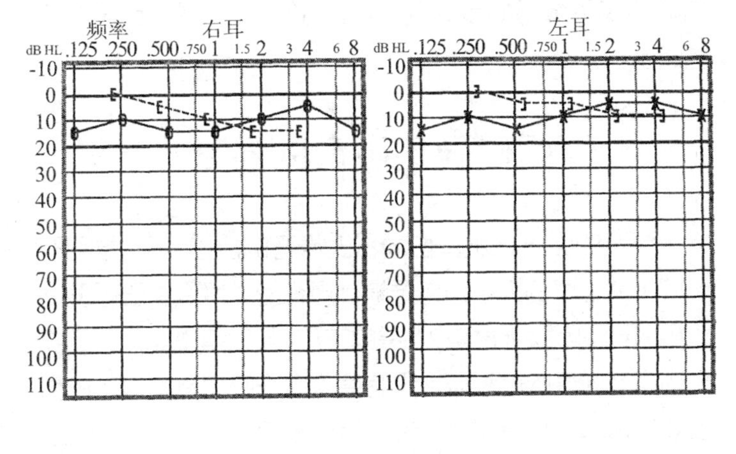

图 9　正常听力图

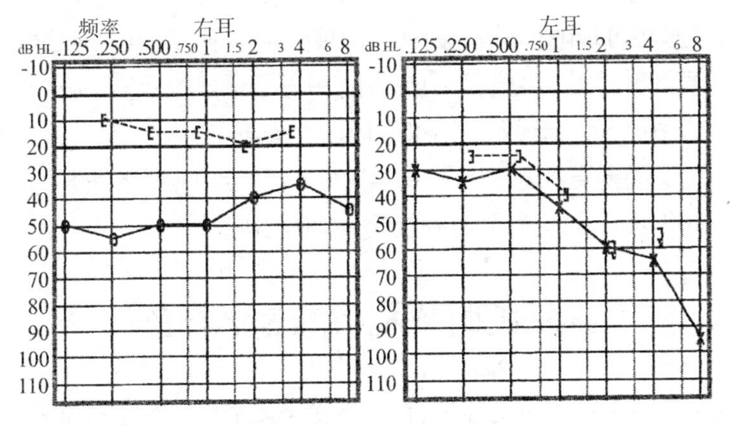

图 10　右耳:传导性聋　左耳:感音神经性聋

每一侧听力图上可以看到两根曲线:一根代表“气导”,大致反映声音经过传导系统、感音、神经系统最终产生听觉的过程;另一根代表“骨导”,主要代表感音、神经系统的听觉功能。所以如果单独气导曲线下降,表示传导性聋;两根曲线同步下降,表示感音神经性聋;如果两根曲线下降不同步，存在一定的气导骨导差，代表混合性聋。

如何确定声音的强度

声音的强度表示单位面积上声音的能量，声音振动时声波振动幅度的大小叫作振幅。声音的强度取决于幅度的大小：振幅越大，强度越大；振幅越小，强度越小。人耳听觉判别声音强度的等级概念是响度。由于听觉具有复杂的强度特性、频率特性及时间特性，所以响度不仅取决于声音的强度，还与它的频率及瞬态时间特性有关。

在隔音室中，听力正常的青年人所能听到的最小声音的强度叫听阈，约相当于 0 分贝听力级。用于测量声音强度的仪器叫"声级计"，通常测的一般耳语声约相当于听力级 20 分贝，普通对话约 45 分贝，低噪声街道约 60 分贝，繁忙交通要道约 80 分贝，普通房间约 50 分贝，地下铁道约 100 分贝，飞机响声和雷鸣声约 120 分贝。

人耳的听阈和听域是怎样的

人耳的首要功能是听觉，感受声波空气中传播的疏密波（纵波）。在人耳的频率感受范围之内，每一个频率有一个刚好能引起听觉的最小振动强度，即为听阈。也可以说，每个人对各种频率的纯音信号都有一个能感受到的最小强度，这个刚刚能听到的声音强度就是某个人对某种频率声音的听阈。人耳的听阈随着音频不同而有变化，能听到的强度越低（声音越小），说明听力越好；强度越高（声音越大），听力越差。所以临床上常用听阈的值来代表听力的好坏。听阈是测定听力损失的最基本的测验。听阈的单位用分贝表示。临床上应用的纯音听力计是将正常青年人在各频率所听到的听阈平均计算后作为零值,即听力零级,也就是所说的听力级。它与声压级之间有一种换算的关系。常用的听力计设计就是以正常青年的平均听阈作为标准零级。我国于 1974 年公布了暂行听力计零级标准。因此,阈值的测定可以反映各种听觉障碍的程度。

当振动强度在听阈之上继续增加时,听觉的感受强度也随之增强。不过当振动强度过大时,引起的不单是听觉,同时还会引起耳朵的不适甚至疼痛,这个限度称为最大听阈。这样可以绘制出一张人耳对于声波频率和强度感受范围的图像(图 11)。其中下方的曲线表示每个特定频率对应的听阈而上方曲线表示其最大听阈,两者所包含的面积称为听域。从图上可以看出,人耳最敏感的频率在 1 000~

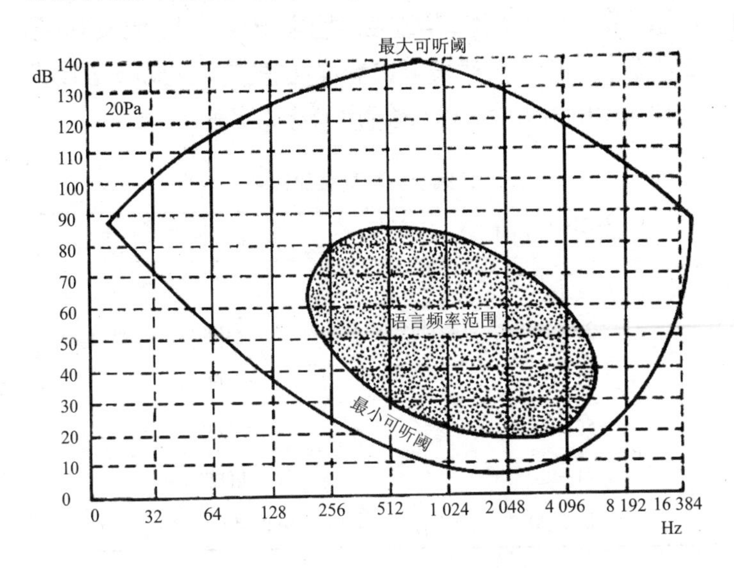

图 11　听域

3 000 赫兹之间;而日常语言频率较此略低,语音的强度在听阈和最大听阈之间的中等强度处。

概言之,“阈”的本意为门槛。听阈指的是特定频率能感受到的强度最下限;“域”的本意为范围,听域指的是各频率听觉的强度范围。

语言频率范围指的是什么

人类的听觉范围在 20~20 000 赫兹之间,人类的语言交往中常用的语言声多在 500~4 000 赫兹之间。研究表明,人耳在 500 赫兹处对语言的接受程度很高,在 1 000~2 000赫兹处对语言的识别程度较敏感,在 4 000 赫兹时感觉较舒适,超过 4 000 赫兹以上,声音小了听不清,声音大了感到不舒服。目前在国内外都采用 500、1 000、2 000、4 000赫兹作为语言频率区,此范围内的听力损失程度的大小,对语言的可懂度非常重要。目前,国内外都用语言区频率的听阈平均值来代表听力情况,也就是用四频率听阈均值代表语频听力,相应耳聋程度分级如下表:

语频听力与耳聋的程度

语频听力(dBHL)	耳聋的程度
小于等于 25	正常
26~40	轻度
41~55	中度
56~70	中重度
71~90	重度
大于 90	极重度(全聋)

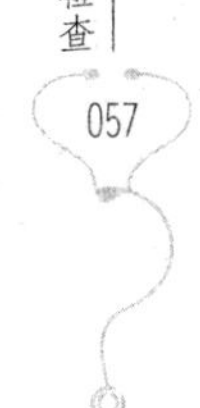

声导抗测听有哪些内容

声导抗测试是客观测听的方法之一，主要用于对中耳功能状态的检查。它是利用一定声压级的低频纯音导入外耳道，引起鼓膜、听骨链、卵圆窗、鼓室腔、咽鼓管以及中耳肌肉等结构的振动或变化。由于这些器官、组织的弹性、质量和摩擦力的不同，所显示的声级大小也有不同改变。它不是测定人耳的听阈，而是测量人耳中耳声阻抗的变化，这种变化记录后为分析中耳病变提供客观的依据。它不仅可以用来区分中耳病变的不同部位，而且可辅助对听神经、脑干及面瘫病变作定位诊断。特别适合于精神病病人、婴幼儿及不合作的受检者，甚至用于昏迷病人。这种检查方法不需要严格的隔声设备，仪器灵敏度较高，操作简便，结果客观，有较高的准确性，已经成为临床测听的常规检查方法之一。

基本测试项目有：

① 静态声顺值：以声阻抗等效容积表示。外耳道体积：正常值儿童 0.7~1.0 毫升，成人 1.0~1.5 毫升，鼓膜穿孔时体积增大。

② 鼓室图测量：以 220 赫兹探测音测试，外耳道压力在 1.96~-1.96 千帕（+200~-200 毫米水柱）之间连续变化，将各压力下的声顺值相连得出鼓室图曲线，分为 A、B、C 和 D 型曲线（图 12）。

A 型（正常型）：钟型，峰值在 0daPa（正常范围在 -100daPa ~+100daPa），峰值的幅度在 0.3~1.6 毫升。又可分 As（低峰型：声顺降低、鼓膜活动度降低）和 Ad（高峰型：听骨链固定、鼓膜松弛萎缩）两个亚型。

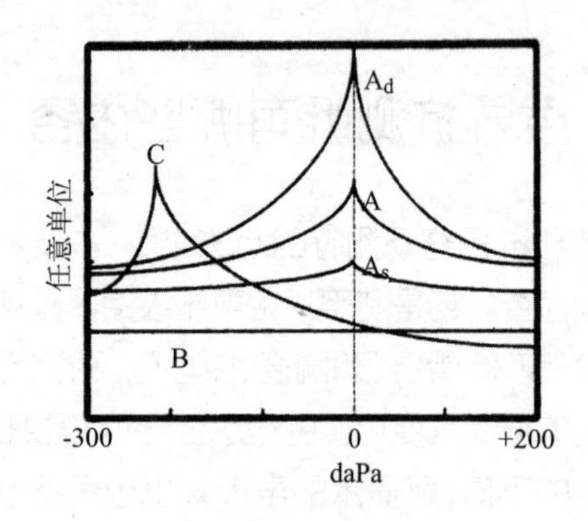

图 12　各种类型鼓室图

B 型(平坦型):曲线平缓,幅度小于 0.3 毫升,见于鼓室积液、粘连、鼓膜穿孔等。

C 型(鼓室负压型):图形形态正常,但偏负压超过 -150daPa,幅度在正常范围,见于咽鼓管功能障碍。

D 型(正压型):不常见,可见于捏鼻鼓气后、中耳炎早期等。

③ 镫骨肌反射:可以协助判断听骨链活动状况,还可以用于分析有无中枢病变及协助面神经损伤定位。

为什么中耳炎要做 CT 检查

X 线片与 CT 都是利用 X 线穿透人体时不同密度组织产生的吸收差别揭示人体内部解剖结构信息的影像技术。前者好比用水压机把所有的解剖结构压缩到一张平面的照片上,后者好比用刀片把人体像面包一样切成片状逐层观察。中耳位于颞骨内部,解剖复杂,构造精细,在拍片时因组织相互重叠,影像多模糊不清,传统的 X 线检查对中耳细微结构的辨别较差,不能显示和分辨中耳内微小的病变。20 世纪 70 年代以来,现代影像学技术层出不穷,对中耳、内耳疾病的定量和定性诊断有极大帮助。如今医疗实践中,耳部 X 线平片已经基本被 CT 所代替。

一般来说,通过中耳乳突 X 线片,可显示外耳道、上鼓室、鼓室天盖、乳突、乙状窦板等情况。通过观察中耳炎时上述结构的改变,可判断中耳炎的类型,如有无较大的胆脂瘤形成,乙状窦板、鼓室天盖有无骨质破坏等,可以对中耳乳突的血管神经位置进行粗略判断。在不具备条件的中小医院,X 线中耳乳突片仍有较大的临床应用价值,其费用也比较低廉,也可作为门诊筛选是否有胆脂瘤形成的方法。

CT 检查费用较贵,但 CT 不仅能清楚显示中耳听小骨、面神经、鼓室盖、乙状窦等相邻重要结构,能将中耳内微小的胆脂瘤或肉芽肿等病变准确定位,而且还能显示周围骨质破坏、听骨链缺失的程度,早期预测颅内并发症的发生,估计手术的难易程度,对医生选择手术方法有很大帮助,具有非常明显的优越性。

中耳炎做核磁共振检查比 CT 检查更好吗

现代影像学技术突飞猛进,极大地提高了诊断的准确性。但种类多了,会面临如何选择影像学检查手段的问题。有些病人认为贵的、新的一定就是好的,错误地要求医生按着他们的想法选择检查手段。这种想法是错误的,不但可能白花钱,还可能弄巧成拙,反而遗漏诊断。

CT 扫描的基本原理也是 X 线,分析的对象主要是组织密度差异产生的图像,对于中耳结构的显示较普通 X 线平片有明显的优势,耳科临床上已经替代平片成为影像检查常规。核磁共振成像(MRI)利用强力外加磁场引起人体中的氢原子产生共振，共振后氢原子产生的磁场经过扫描分析后成像。核磁共振对于软组织结构显示较好，还能提供组织器官的病理生理、生化代谢、功能性改变等信息，但是对于骨和含气的结构无信号，无法显示骨质异常。中耳主要是一系列骨性含气空腔组成，所以对于中耳炎 CT 是首选的影像学检查方法。另外，CT 检查的成本和速度优于磁共振，医生选择检查手段的时候既要考虑解决问题又要兼顾经济实惠。但是 CT 和磁共振不是互相排斥的，有些疾病常需要两者结合在一起，作出更准确的诊断。

CT 和核磁共振都对人体可能产生损伤，CT 可能会有更严重的电离辐射损伤，所以应该注意保护；磁共振对于体内装有心脏起搏器、金属植入物或者异物者应禁止扫描。

为什么中耳炎病人就诊的时候需要带片子

有些中耳炎病人做了 CT 等影像学检查之后来复诊，却嫌带片子太累赘只带了读片报告，这种做法多数情况下是不合适的。打一个比方就比较容易理解了：听说某人胖（看到报告），只有一个比较笼统的印象；如果看到这个人的照片（相当于读片），哪怕别人不说，也确知某人胖不胖；如果亲自看到本人（相当于手术时所见），就能清楚知道某人的模样了。

另外一个原因是，影像学检查报告是影像学医生提供给临床医生作参考的，影像部门的医生对于影像学诊断的知识和技能可能优于临床医生，如果从综合全面考虑的角度来说临床医生更具优势，同样一张片子影像学医生和临床医生阅读的角度和侧重点可能有所区别，而且两个专业的医生分别阅片也有助于提高诊断的准确性。

病人做了影像学检查之后复诊，不要怕麻烦，应该携带片子就诊，不是仅仅携带一纸报告。

急性化脓性中耳炎需做哪些检查

急性化脓性中耳炎常做的检查有：

① 耳镜检查：初始鼓膜松弛部充血，锤骨柄及紧张部周边可见放射状扩张血管。继之鼓膜呈弥散性充血，伴肿胀，向外膨隆如乳头状，其中心有黄点。鼓膜穿孔之初，由于穿孔小，清除脓液后鼓膜穿孔处可见闪烁搏动点，或见该处有脓液流出。

② 听力检查：显示传音性耳聋。穿孔后听力有的好转。

③ 触诊检查：因乳突骨膜的炎性反应，乳突尖处可能有压痛，鼓膜穿孔后渐渐消失。

急性化脓性中耳炎需与哪些疾病相鉴别

诊断急性化脓性中耳炎要考虑到年龄。相对于该病多发的儿童，成人急性化脓性中耳炎并不太常见，常需要做的鉴别诊断有：

① 外耳道炎及疖肿：常有外耳道损伤史，外耳道口及耳道内弥散性肿胀，有渗出浆性分泌物，晚期成疖肿有脓，分泌物没有黏液，耳聋不重是其特点。耳郭牵拉痛，耳屏压

痛，有时候张口时耳痛，耳后淋巴结也可肿大。

② 大疱性鼓膜炎：常并发于感冒后，耳道深部剧烈疼痛，轻度的耳聋和耳鸣。一旦大疱破裂后，外耳道流出血性或浆液性分泌物，此时疼痛可缓解。检查可见鼓膜大疱，常呈圆形或椭圆形，疱壁较薄而柔软，也可在鼓膜的表面呈一个大血疱，有时候外耳道深处皮肤也有大疱形成。

③ 耳带状疱疹：耳郭皮肤小水疱，鼓膜充血形成水疱，有剧烈耳痛，但无穿孔及流脓现象，听力损失不重，血常规白细胞不增多。该病还可能累计其他多根脑神经，产生各种神经病症，如面瘫、耳聋、眩晕等。不过皮肤疱疹出现之前诊断有相当的困难。

分泌性中耳炎需进行哪些检查

① 耳镜检查：急性期鼓膜充血、内陷、光锥变形或缩短，或锤骨短突外突明显。鼓室积液后鼓膜颜色改变，呈淡黄、橙红或琥珀色。若病程较长，则鼓膜多灰暗、混浊。若分泌物为浆液性，且未充满鼓室，可透过鼓膜见到液平面，呈凹面向上的弧形线，透过鼓膜有时可见到气泡，咽鼓管吹张后气泡增多。若鼓室内积液多，则鼓膜外突。

② 听力检查：音叉试验及电测听结果显示传导性耳聋，听力损失平均 20 分贝，严重者可达 40 分贝。声导抗检查对该病的诊断有重要意义，表现为平坦型（B 型），但早期可为高负压型（C 型）。

③ 鼻咽部检查：所有病人均应做鼻咽镜检查，必要时还需要做内镜检查。检查有无腺样体肥大，成人还应排除鼻咽肿瘤。特别是成人单侧分泌性中耳炎时，更应引起高

度警惕，应用内镜仔细检查鼻咽部。必要时还可以做 CT、MRI 等影像学检查。内镜检查容易发现外生性新生物，而黏膜下的病变影像学检查比较有优势，两者可以互补。

化脓性中耳炎要做脓性分泌物细菌培养和药敏试验吗

许多细菌可引起化脓性中耳炎。但是，并不是一种抗生素滴耳剂对所有细菌均有杀灭作用。对外耳道脓性分泌物做细菌培养及药物敏感试验，可了解引起病人发病的病原菌，选择对该细菌敏感的抗生素滴耳剂，使治疗有的放矢。特别是对长期治疗不愈的病人，更应做细菌培养及药物敏感试验。

既然化脓性中耳炎的病原体主要是细菌，那么是不是对每一个病人都要做细菌培养和药物敏感试验呢？临床上绝大部分化脓性中耳炎病人都没有做，原因主要是细菌培养像种庄稼，需要在合适的温度和营养条件下让细菌生长，需要好几天的时间，而病人通常还没有等到结果已经开始进行经验性治疗了，几天后药物可能早已起到作用了。目前只在特定的情况下进行病原学的检测。

细菌培养、菌种鉴定一般和药物敏感试验一起做，以便于临床上选择抗菌药物。在此要说明，抗菌药物的对象是病原体，不是人体，所以临床上有不少病人有一种误解——某种抗菌药药物对我没有用，某种抗菌药物对我特效。作用对象是人体本身的药物，比方说抗高血压的药物，用来调节人体的血压，确实可能出现某位病人对于一种或者多种药物耐药的情况，而抗菌药物的作用机制是杀灭或者抑制入侵机体的病原体，所以理论上只存在该种病原体对于某种或者多种抗菌药物抗药。病人就应该尊重药敏试验结果和医生的临床经验选择抗菌药物，而不是自行点药。

小儿化脓性中耳炎如何与外耳道疾病相鉴别

小儿化脓性中耳炎的急性期，多出现严重的耳痛、耳聋和耳鸣的典型症状，部分小儿出现严重的全身症状以及颅内、外并发症状。慢性化脓性中耳炎除耳道流脓（流水）和听力稍差外，多无其他症状，有时易于同外耳道病混淆。即使专科医生也需仔细检查认真鉴别。外耳道病包括油耳、小儿外耳道湿疹、外耳道炎、外耳道疖、外耳道耵聍栓塞感染、鼓膜炎等，以外耳道湿疹和外耳道炎常见。

外耳道湿疹是常见的皮肤病，主要特征为瘙痒和皮疹，其发病机制目前尚不甚明了。家长往往发现小儿外耳道口及耳郭有淡黄色水样分泌物，干燥后形成痂皮。很少有脓性分泌物流出，一般很少影响鼓膜，因此听力多正常。由于病因不明，多采用对症治疗，预后良好，治愈后对听力多无大碍。

外耳道炎的临床表现多种多样，病因复杂，常与游泳或洗澡后耳道内进水有关。轻重程度不一，临床上称为弥散性外耳道炎。急性者，可表现为耳痛、耳道流水等症状；慢性者可见外耳道皮肤增厚，管腔狭小，有时与中耳炎不易区别，极少有耳道流脓和耳聋。

临床上因依从性不佳，而且小儿的耳道相对狭窄，鼓膜检查也并不容易。有些经验丰富的医生会根据耳漏的性状判断分泌物的来源。一般情况下，中耳黏膜富含杯状细胞与黏液腺，分泌物较外耳道黏稠，有时候可能产生拔丝现象。但也不能一概而论，不同的病原体导致的脓液也有各自的特点。

新生儿抗体水平能预测中耳炎发生吗

新生儿血中某种特异性抗菌抗体含量低，在1岁内发生中耳炎的危险性高。研究人员在美国佛罗里达奥兰多小儿耳鼻喉科学术会上阐述了这一观点。

这些抗体能识别肺炎链球菌，抗体抵的新生儿1岁前中耳感染概率高达23%。研究提示免疫力强的孕妇有助于婴儿抗体水平的升高，并能降低中耳炎发生的危险。

中耳炎是儿童时期最常见的病症之一，部分儿童甚至需要外科植入通气管。美国科学家分析了从415名新生儿脐带收集的血，检测了引起中耳炎最常见的肺炎链球菌的抗体水平。那些从母体获得大量抗体的新生儿能受到抗体的保护而不被感染，直到他们自身的免疫系统健全；脐血中抗体含量低的新生儿，发生中耳炎的比例明显高于高抗体新生儿。

通过检测1岁内新生儿低水平抗体能预测约60%的中耳炎和50%的急性中耳炎的发生。美国科学家认为，妊娠期测试抗体水平可能有助于预测哪些儿童易患中耳炎。专家认为，提高母亲的免疫力是日后防治新生儿疾病的可开发新领域。

鼓室成形术前需做哪些检查

手术前医生除进行全身检查和耳部检查，了解病人的一般状况、鼓膜穿孔和鼓室病变情况外，还要进行以下特殊检查，以了解病变性质和范围、听力情况以及手术有关的各项资料，以确定是否适合做鼓室成形术及手术方法。

① 咽鼓管功能检查：咽鼓管功能正常是影响鼓室成形术效果的重要因素。若咽鼓管功能不良，手术后，或无法保持含气的鼓室腔，或不能及时排出鼓室分泌物，容易导致手术效果不佳。根据咽鼓管吹张和鼓室给药法，可大致判定咽鼓管的功能状况。

② 纯音听阈测定：通过纯音听力图首先可了解听力损失的性质，是传导性、混合性还是感音神经性，以选择术式。其次，根据听力图可了解听力损失程度，并与术后听力进行比较。最后，可以根据听力图估计听骨链情况。

③ 鼓膜穿孔贴补实验：对鼓膜中央性穿孔的病人可进行此项检查。方法是在显微镜下，将酚甘油棉片完全弥合地贴在穿孔周围的鼓膜表面，不留缝隙，比较贴片前后纯音听阈结果。可估计有无听骨链中断或固定，帮助选择手术进路、术式，预测术后听力可能提高的程度。

④ 颞骨高分辨率 CT 检查：可判定中耳炎类型、病变范围、听骨链情况，估计手术的难易程度，对医生选择手术方法有很大帮助。对中耳炎病人来说，术前颞骨高分辨率 CT 是一项必备的检查。

中耳炎病人

应掌握

哪些基础医学知识

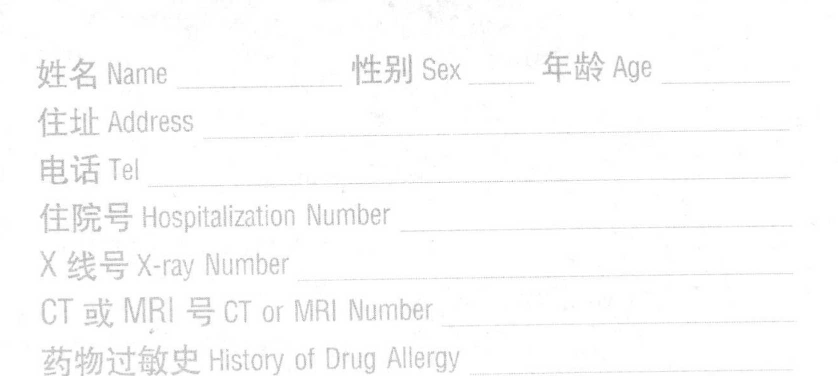
姓名 Name ________ 性别 Sex ____ 年龄 Age ________
住址 Address ________
电话 Tel ________
住院号 Hospitalization Number ________
X 线号 X-ray Number ________
CT 或 MRI 号 CT or MRI Number ________
药物过敏史 History of Drug Allergy ________

耳分为哪几部分

现代教育心理学研究表明，人获取的外界信息中，83%来自视觉、11%来自听觉、3.5%来自嗅觉、1.5%来自触觉、1%来自味觉。耳可以概括为3个部分：外耳、中耳、内耳；两大功能：位、听（图13）。

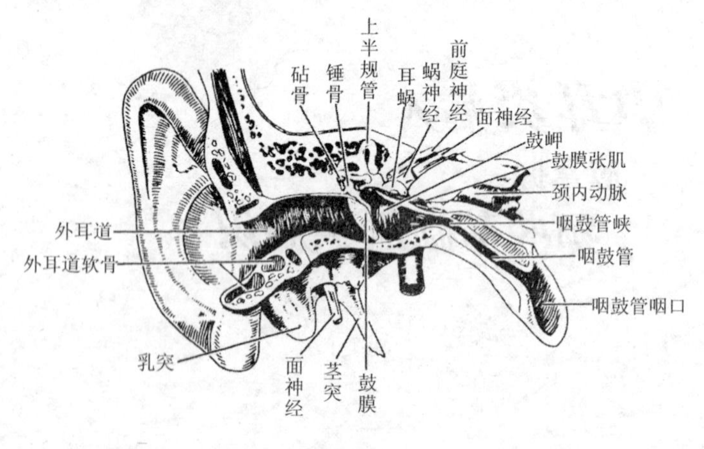

图13　耳解剖概况

① 外耳：耳郭收集声波，外耳道传递、共振声波，引起鼓膜震动，还能辨别声波的方向。

② 中耳：介于外耳和内耳之间，内含神经、肌肉、韧带和听骨链等精巧的结构，互相配合组成精密的杠杆增压系统，能够将外耳道传入的声波放大之后送入内耳。中耳的作用好像一个扩音器，放大外耳收集的声波。

③ 内耳：大家对内耳比较陌生，但却是至关重要的装置，生理学上有个名词叫作"换能器"，也就是说把外界的声波和运动、位置信息（机械能）转化为神经冲动（生物电能），通过位位听神经传递到大脑，引起人对于外界声音和

运动平衡的感受。

耳郭就是外耳吗

耳郭只是外耳的一部分，另一部分是外耳道。

附着于头颅两侧的耳郭的形态变异很大，大致形状好像是喇叭，耳背的人也常常不由自主地把手做成喇叭形放在耳后，以增加收集声波的作用。比较原始的助听器也是做成喇叭形状的。耳郭还能起到声波的定向作用，许多听觉灵敏的动物，耳郭能随声波方向多角度运动。相比而言人的耳郭肌肉退化，即便少数人耳郭能够上下做小幅度的运动，但对于收集声波和定向没有明显的增益效果。尽管人类耳郭的运动能力已经退化，但前方和侧方来的声音可直接进入外耳道，而且耳郭的性状有利于声波能量的聚集，引起较强的鼓膜振动。同样的声音如来自耳郭后方，则可被耳郭遮挡，音感较弱。稍稍转动头位，根据两耳声音强弱的轻微变化，可以判断声源的位置。

耳郭分为前后两面，大致呈前凹后凸，前面高低不平形成了耳轮、对耳轮、耳轮脚、耳屏、对耳屏等结构。祖国医学根据全息理论创立了一套完整的耳穴诊疗方法，应用于临床，取得了一定的疗效。

从耳朵眼往内便是一条呈现“S”型曲折的隧道，成人长度为 2.5~3.5 厘米。别看外耳道不算长，结构并不简单，分为外 1/3 的软骨部分和内侧 2/3 的骨部。软骨部也不是铁板一块，前下壁有裂隙，增加了耳郭的活动度，但也成为外耳道与前方的腮腺感染等病变扩散的途径。外耳道的方向在软骨部是向内、向后上方，至骨部则转向前下方，故检查时应将耳郭向后上方牵拉，使成直线，才能看清鼓

膜。小儿仅有弧形弯曲，检查时需将耳郭向后下牵引。外耳道的软骨部和骨部交界处较窄，称为外耳道峡部，外耳道异物多停留于此。婴儿的外耳道骨部和软骨部尚未发育完全，所以较狭窄。

整个外耳道内衬皮肤，仅软骨部的皮下组织有毛囊、皮脂腺和耵聍腺，所以容易发生感染，产生耳疖。耵聍腺是一种变异的大汗腺，能分泌黄色黏稠的物质，俗称"耳屎"或者"耳垢"，医学上称为"耵聍"。有些人的耵聍为油性，称之为"油耳"，比较容易堵塞外耳道，但不能作为一种疾病，只是一种常染色体显性遗传性状。其在人群中的比例与种族相关，白种人中更加常见，而且经常伴有腋窝大汗腺的发达，容易产生"狐臭"。耵聍具有杀菌和抑制真菌生长的作用，并可以黏附外来异物以保护耳道皮肤和使鼓膜免受伤害。

外耳道不但具有传声也具有扩声的作用。根据声学原理测算，长约 2.5 厘米的外耳道作为一个共鸣腔的最佳共振频率约在 3 500 赫兹附近，该频率的声音由外耳道传到鼓膜时，其强度可以增强 10 倍。

什么是鼓膜

老百姓喜欢把鼓膜称为"耳膜"，为一弹性灰白的椭圆形半透明薄膜，介于外耳道与鼓室之间(图 14)。

鼓膜高约 9 毫米，宽约 8 毫米，平均面积 90 平方毫米。其厚度约 0.1 毫米，类似于一张比较厚的有弹性的半透明纸。其中央凹陷类似于卫星天线，斜置于外耳道内，与外耳道底成 45~50 度角，致使外耳道后上壁较前下壁为短。婴幼儿外耳道骨部未发育，鼓膜几乎与外耳道底壁平行，因此在检查鼓膜时较难看到。

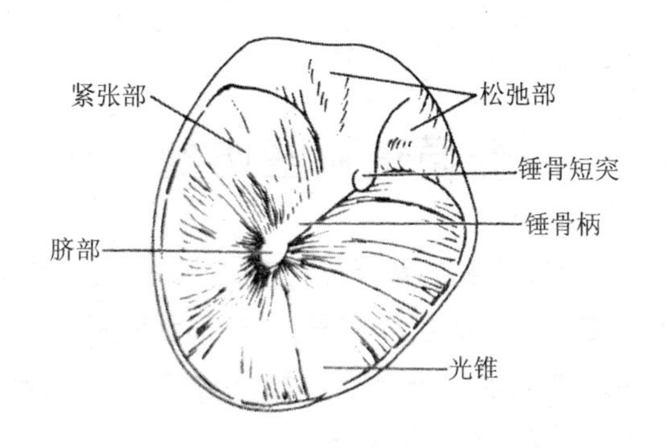

图 14　鼓膜结构

锤骨柄自上而下地嵌附于鼓膜上，止于鼓膜中央，因而向内牵拉鼓膜，使之呈漏斗状，很像收音机的扬声器。其中央凹陷处，称为鼓膜脐部，由脐向上稍向前达紧张部上缘处有一灰白色圆点状小突起，称锤凸，即锤骨短突顶起鼓膜部位，临床称锤骨短突。在鼓膜表面，脐与锤凸之间有一由前上斜向后下的白色条纹，系锤骨柄移行于鼓膜内所形成，称锤纹。锤纹之末端恰在鼓膜中央部。在脐部之前下方由脐向前下达鼓膜边缘一三角形反光区，称光锥。光锥乃由投射到鼓膜之光线反射所致，在鼓膜形态有改变时，光锥的形态及位置常随之而变化。

在锤凸之前后方各有一皱襞，前者称前襞，后者称后襞。在此襞之上方，鼓膜较松弛，称松弛部，直接附着于颞骨鳞部。在其下方为紧张部，借鼓环嵌于鼓骨之鼓沟内。

鼓膜虽很薄，但紧张部从外向内有 3 层：上皮层、纤维层和黏膜层。鼓膜穿孔后，外层上皮层和内层黏膜层能够再生，中层无再生能力。

鼓膜的神经分布与血管分布相似，纤维集中分布于松弛部及锤骨柄区域，紧张部的神经分布比较贫乏。因而在无局部或全身麻醉的情况下，在正常的鼓膜的紧张部进行

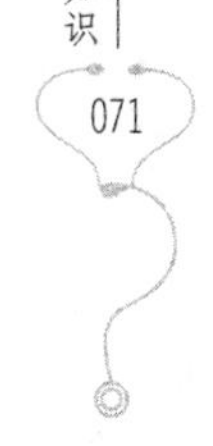

切开，不会引起过度的痛苦。

鼓膜有哪些功能

鼓膜具有集音和扩音作用，对听觉的产生有极其重要的作用；鼓膜可保护内耳圆窗膜，使之不受音波过分干扰而损伤；鼓膜也能保护中耳，如果鼓膜破裂穿孔，细菌容易直接侵入中耳腔内而发生中耳炎。

鼓膜像电话机受话器中的振膜，是一个压力承受装置，具有较好的频率响应和较小的失真度，而且它的性状有利于把振动传递给位于漏斗尖顶出的锤骨柄。据观察，当频率在 2 400 赫兹以下的声波作用于鼓膜时，鼓膜可以复制外加振动的频率，而且鼓膜能与声波同步振动，同起同止，余振甚少，能将声波如实地传向耳蜗。

鼓膜、听骨链和内耳卵圆窗构成了声波传导的最有效通路。声波在到达鼓膜前，由空气为振动介质；由鼓膜经听骨链到达卵圆窗膜时，振动介质变为固相的生物组织。由鼓膜到卵圆窗膜之间的传递系统具有特殊力学特性，振动经中耳传递时发生了增压效应，而振幅却减小，较小的振幅利于保护感音装置，而鼓膜和听骨链总的增压效应却高达 17.2 ×1.3 =22.4 倍，其作用可补偿通路中不同介质的不同声阻抗造成的极大声波能量损耗。

鼓室真是一间小房间吗

形象地说，鼓室是中耳的一间小房间，更确切地说相当于居住单元中的“厅”，而且有门、有窗、有家具。

鼓室有顶、底、内、外、前、后 6 个壁(图 15)。

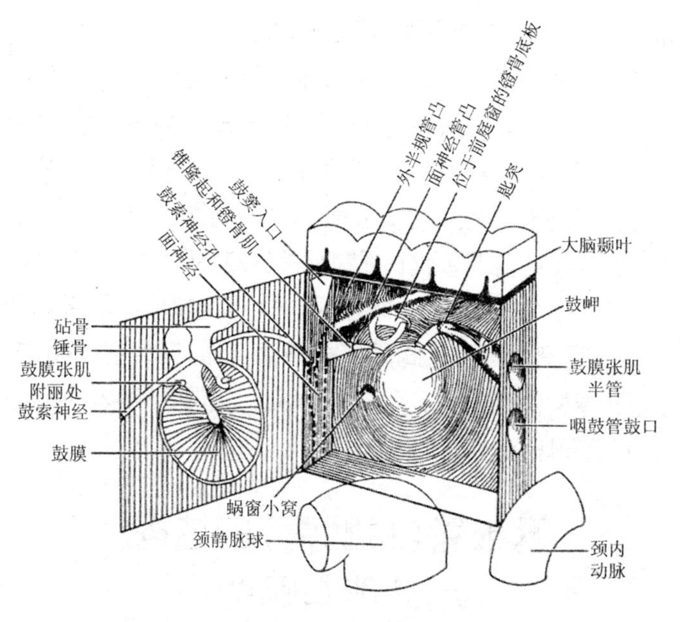

图 15　鼓室 6 个壁

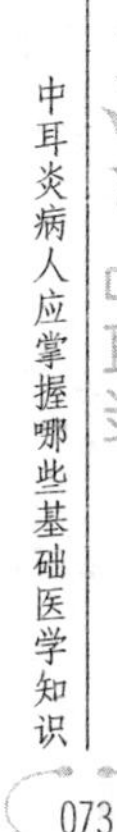

① 鼓室的天花板也名鼓室盖，将鼓室和颅中窝分隔，中耳的楼上房客便是脑，鼓室病变可经向上进入颅腔。

② 鼓室的地板是一层薄骨板，将鼓室与静脉球分隔，向前和颈动脉管的后壁相连。鼓室的下方和前方有重要的管道通过，病变破坏或者术中损伤会产生比较严重的后果。

③ 内壁墙上开着两扇窗——卵圆窗和圆窗，鼓室隔着窗膜与内耳相毗邻。内耳相当于卧室，里面结构更加复杂、精巧。在卵圆窗的上方有重要的通信电缆——面神经的水平段由此经过。

④ 鼓室外侧壁大部分隔着鼓膜与外耳道相邻。形象地说，鼓膜为中耳这间精致的小房间面向外耳道的一扇半透明的窗户。

⑤ 前壁上方是房间的通气管——咽鼓管，与鼻咽部相

通，内下方为颈内动脉管后壁的薄骨板。

⑥ 后壁借鼓窦口与鼓窦及乳突气房相通。

鼓室内并非空空荡荡，而是内容丰富，有听骨、韧带、肌肉、神经和血管等内容物。中耳腔内含有软硬组织的精致结构：3 块人体中最小的听小骨：锤骨、砧骨和镫骨，两块小肌肉：鼓膜张肌和镫骨肌，还有相关的悬吊固定装置：韧带。

行经中耳最重要的神经是面神经，面神经在颞骨内分 4 段：迷路段、水平段（此段骨壁最薄，有时有骨壁缺损，由鼓室黏膜覆盖，进行耳手术时应小心）、锥段（手术时易损伤）和垂直段。

咽鼓管（耳咽管）的结构与功能有哪些

鼓室、鼓窦和乳突是中耳含气的空间，需要充分地通气，在鼓膜完整、没有穿孔的正常情况下，咽鼓管是沟通鼻咽腔和鼓室的唯一的管道。咽鼓管也称耳咽管，它的鼓室口开口位于鼓室前壁，然后向前下、内通入鼻咽部侧壁，处在下鼻甲后端下部，其开口的周缘有隆起，称咽鼓管隆突（咽鼓管圆枕）。成人全长约 35 毫米，内 1/3 为骨部，外 2/3为软骨部，咽鼓管黏膜为纤毛柱状上皮，与鼻咽部及鼓室黏膜连续。司咽鼓管开放的肌肉是腭帆张肌、腭帆提肌、咽鼓管咽肌，以腭帆张肌最为重要。

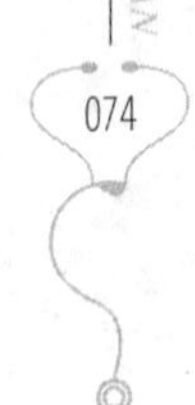

临床解剖特点：

① 咽鼓管是中耳通气引流的唯一通道，也是中耳感染的主要途径。

② 成人的咽鼓管咽口较鼓室口低 15~25 毫米，可使鼓室内分泌物经咽鼓管排出。婴儿和儿童的咽鼓管，因发

育关系特点可以概括为 4 个字：短、平、宽、直，这样鼻腔和咽腔的分泌物容易进入中耳，引起感染，是小儿易患中耳炎的原因（图 16）。

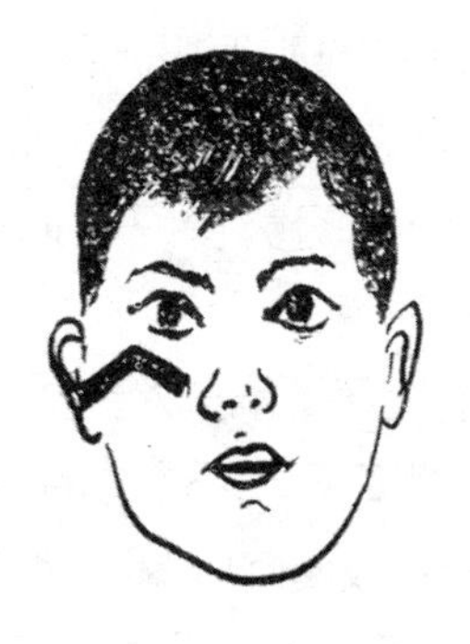
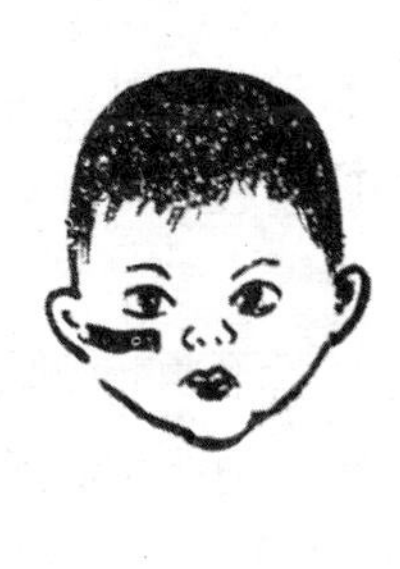

图 16　小儿咽鼓管相对于成人有“短、平、宽、直”的解剖特点

③ 咽鼓管功能不良是分泌性中耳炎主要的发病机制。目前，对咽鼓管的生理功能一般认为有以下几种：

① 通气功能：保持中耳腔的气压与外界气压平衡。由于咽鼓管管壁的弹性作用和周围组织的压力以及咽部的牵拉作用，咽鼓管咽口平时呈闭合状态。当吞咽、打哈欠、打喷嚏等动作时，咽鼓管管口开放，调节鼓室内气压使与外界大气压保持平衡，从而保证中耳传音装置维持正常的活动，以利于声波的传导。

② 引流功能：鼓室与咽鼓管黏膜的杯状细胞与黏液腺产生的黏液，借咽鼓管黏膜上皮的纤毛运动不断向鼻咽部排出。

③ 保护功能：咽鼓管软骨段黏膜较厚，黏膜下层有疏松结缔组织，使黏膜表面产生皱襞，后者具有活瓣作用，加上黏膜上皮的纤毛运动，对阻止鼻咽部的液体、异物及感染病灶等进入鼓室有一定作用，防止逆行感染，并保护中耳不受鼻咽部气压和声压变化的影响。

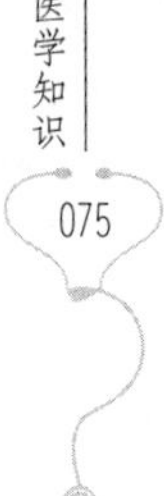

④ 防声作用:咽鼓管通常处于关闭状态,能阻挡说话声、呼吸声等经咽鼓管直接传人鼓室而振动鼓膜。咽鼓管外 1/3 的鼓室段处于开放状态,并呈逐渐变窄的漏斗状,表面被覆部分皱褶的黏膜,甚似吸音结构,可吸收因圆窗膜及鼓膜振动而引起的鼓室腔内的声波,故有消声作用。

以上功能由肌肉的活动导致咽鼓管间歇地开放来完成。

若咽鼓管不通畅或阻塞时,空气不能进入鼓室,不能完成调节气压平衡作用。鼓膜与骨壁不同,不是刚性结构,富有弹性,在双侧压力差的作用下,鼓膜向内塌陷,严重时造成鼓室高负压而引起积液,从而产生不同程度的传音性耳聋。咽鼓管异常开放时病人可听到自己的呼吸声,检查可见鼓膜随呼吸而运动。

暂时的鼓膜内外压力差,常发生在外耳道内压力先发生改变,而鼓室内压力仍处于原初状态时,比如飞机的突然升降,此时如果不能通过咽鼓管使鼓室内压力与外耳道压力(或大气压)取得平衡,就会在鼓膜两侧出现巨大的压力差。据观察,这个压力差如达到 9.33~10.76 千帕(70~80 毫米汞柱),会引起鼓膜强烈疼痛;压力差超过 24 千帕(180 毫米汞柱)时,可能造成鼓膜破裂。

听骨链是怎么一回事

中耳并不是一组空房间,鼓室中有许多精致的“家具”,其中直接与传音有关的是听小骨。人体总共有206 块骨头,6 块听骨是一个零头。每侧 3 块听小骨是人体内最小的骨头,总重量不过 50 毫克。根据 3 个听小骨的外形和部位,分别命名为锤骨、砧骨和镫骨。

听骨链是指3块听小骨连接成锁链状。锤骨形似鼓槌，砧骨像颗双尖牙，镫骨形似马镫。锤骨、砧骨和镫骨之间以关节相连，能灵活地运动。锤骨柄和鼓膜紧张部紧紧地连在一起，锤骨头于上鼓室与砧骨体的关节面相接。砧骨长脚连接镫骨头，镫骨的底板嵌连在内耳的卵圆窗内。当鼓膜发生振动，整个听骨链即随之而动。听骨链悬吊在鼓室上方，阻尼很小，不但能够高效地把声波传入内耳，而且可以起到杠杆增压作用（图17）。

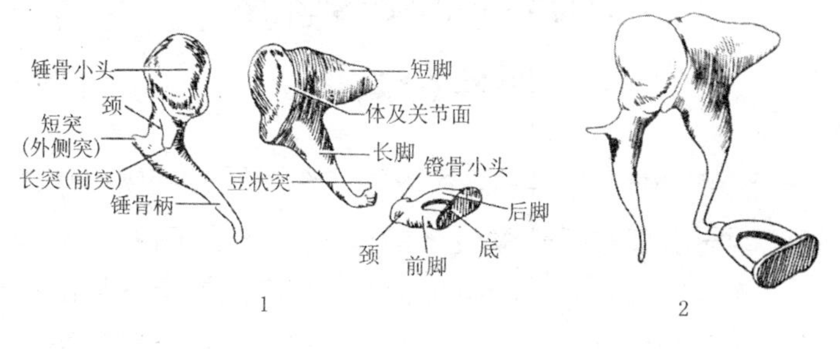

图17　听小骨与听骨链

3块听小骨中，任何一块被炎症腐蚀破坏或受到损伤，都能使传导声音的听骨链中断，致使听力下降。如慢性化脓性中耳炎，由于长期慢性炎症腐蚀破坏听骨链，可造成传导性耳聋。有些中耳炎病人病变静止，鼓膜穿孔也已经愈合，但是听骨链已经中断，听力反而更差。此外，粘连性中耳炎可导致听小骨粘连，活动性减退，听力下降。

中耳鼓窦是怎样构成的

人们可能会有一种错觉，认为耳朵内部的结构都压缩在耳朵眼那么大一点的管道结构中。实际上中耳的范围包括鼓窦和乳突，占地远比普通人想象的广大。鼓膜相对应的鼓室只是中鼓室，其上下还各有上、下鼓室两个空间。而鼓室后方还有鼓窦和乳突气房等更加广阔的空间。

鼓窦位于上鼓室后上方，是鼓室和乳突之间的含气腔，为一较大而恒定的气房，是鼓室和乳突气房间的通道。初生儿已发育完成，但婴儿和儿童鼓窦位置较高而浅。鼓窦向前借鼓窦入口与上鼓室相通；后方借乙状窦骨板与颅后窝分隔，后下与乳突气房相通。

中耳的乳突像乳房那样凸起吗

乳突的确因此得名。大家可以在耳后看到或者摸到这个明显的突起。乳突位于鼓室的后下方，内含有许多大小不等的气房，各气房彼此相通，气房内为无纤毛的黏膜上皮所覆盖，向上、向前与鼓窦、鼓室和咽鼓管的黏膜相连续。乳突的上界为与颞叶硬脑膜相隔的骨板，后界为乙状窦骨板，前界为外耳道骨部的后壁，内侧界为迷路和岩部底。发育良好的乳突，气房向前可达颧突，向上达鳞部，向后达侧窦后方，向下可进入茎突，向内可达岩尖（图18）。

乳突在出生后开始气化发育，同时还受到附着在乳突上的肌肉的牵拉。至4~6岁时，整个乳突的气房发育完成。根据气房的发育程度可将乳突分为3型：

① 气化型：占80%，气房发育良好，气房间隔很薄，乳突外层也薄。

② 板障型：气房小而多，气房间隔较厚，外层骨质较厚，颇似头盖骨的板障构造。

③ 硬化型：气房未发育，骨质致密。

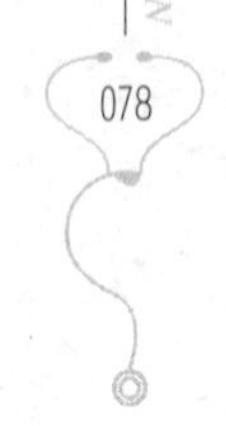

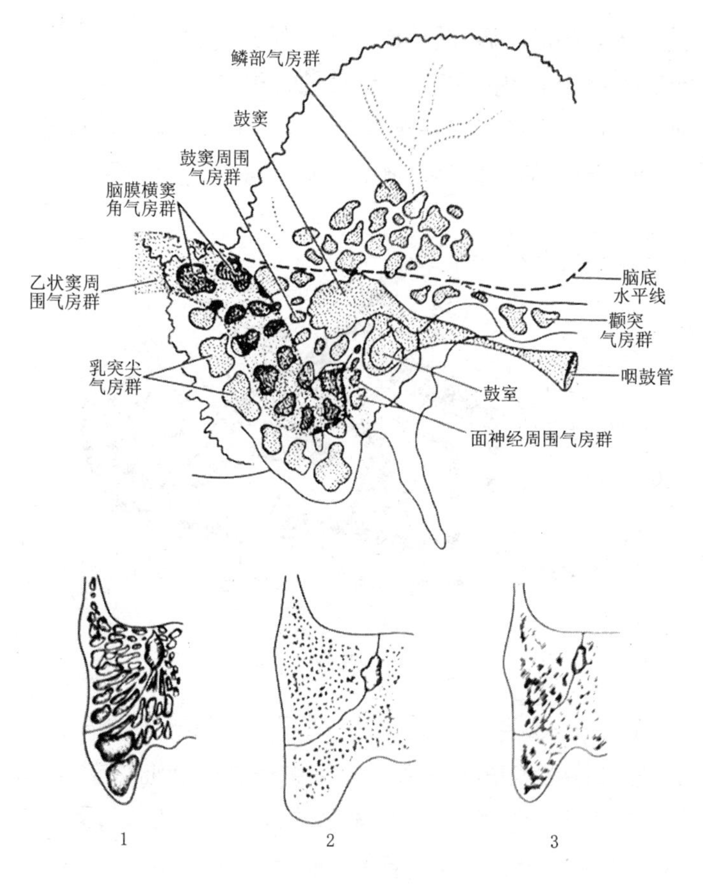

图 18　乳突气房和气化类型

1. 气化型；2. 板障型；3. 硬化型。

内耳迷路真像一座迷宫吗

内耳位于颞骨岩部，结构复杂而精细，又名迷路（图19），犹如迷宫，形象地说明了内耳结构的复杂性。迷路内含听觉与平衡觉感受器。按照层次分，由外层的骨迷路和内层的膜迷路两部分组成，其间的腔隙充满外淋巴液。膜迷路内含内淋巴液，两种淋巴液系统互不相通。按照部位分，内耳可分为由前向后分为耳蜗、前庭、3 个半规管共 3 部分。为了避免读者在迷宫中迷失，有一个简单的记忆方法，内耳可以概括为“一只蜗牛、两个囊袋、三根管子”。

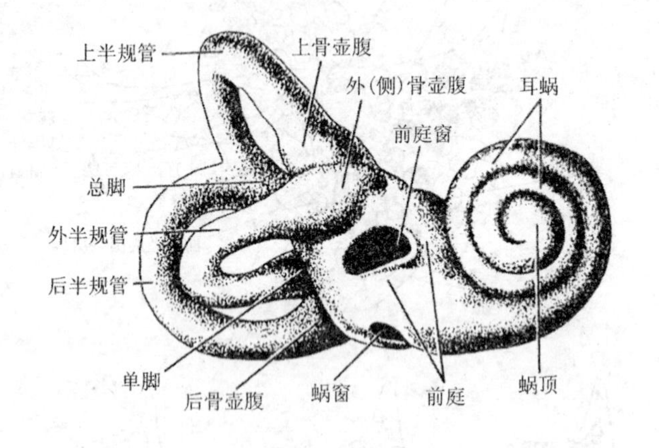

图 19　右侧内耳迷路

① 一只蜗牛——耳蜗：耳蜗在前庭的前面，像一只蜷伏在内耳迷路中的一只蜗牛。骨蜗管旋绕蜗轴两圈半，骨蜗管内有 3 个管腔，上方为前庭阶，中间为膜蜗管，又称中阶，下方者为鼓阶。膜蜗管横切面呈三角形，内有柯替器，是听觉感受器的主要部分。

② 两个囊袋——椭圆囊和球囊：前庭居于迷路的中部，位于耳蜗之后，半规管之前，呈椭圆形。外壁是鼓室内侧壁的一部分，有前庭窗，由镫骨底板和环韧带所封闭。在前庭的前部含球囊，后部含椭圆囊。球囊壁上有球囊斑，椭圆囊壁上有椭圆囊斑，两者构造相同，为维持身体平衡的重要感受器。

③ 三根管子——半规管：骨半规管内嵌套着膜半规管，位于前庭的后上方，共有 3 个：外半规管、上半规管和后

半规管，相互垂直。每个半规管的一端有膨大部分，名壶腹，腔内有一横位的镰状隆起，名壶腹嵴，为重要的平衡感受器。

另外，听神经在内耳道内分为耳蜗和前庭两支。耳蜗神经穿入蜗轴，连接螺旋神经节，经骨螺旋板止于螺旋器。前庭神经在内耳道内形成前庭神经节，节内的双极细胞的周围突终止于3个半规管的壶腹嵴、椭圆囊和球状囊斑。

耳有哪些感觉神经

耳部有丰富的感觉神经。三叉神经的下颌神经的耳颞支分布于耳屏、部分耳轮皮肤、外耳道前壁上壁和部分鼓膜表面。耳大神经和枕小神经均来自颈丛，分布于耳部后面、前面、乳突表面，耳大神经还有分支到外耳道。迷走神经的耳支，一支分布于耳甲腔、外耳道后壁和鼓膜，一支分布于耳郭的后内方及邻近乳突皮肤。鼓室神经丛位于中耳鼓岬面，由舌咽神经鼓室支、面神经的鼓室神经交通支和颈内动脉交感神经丛组成，支配鼓膜内层及鼓室的感觉。这些神经的本身病变或受外耳或中耳病变的压迫和刺激或远处器官的病变反射都可引起耳痛。

总之，耳部感觉神经丰富，但听觉和感觉分别由不同的神经支配，听觉由听神经（第Ⅷ脑神经）支配，而感觉由其他脑神经分支和脊神经的分支支配。所以很多情况下听觉和痛觉症状是分离的，也就是说尽管病变可以同时影响听力并产生疼痛，但两种症状并不必然伴随。这就解释了病人的疑问：为什么耳朵不痛不痒听力却明显下降，或者耳神经痛会不会必然引起听力下降。

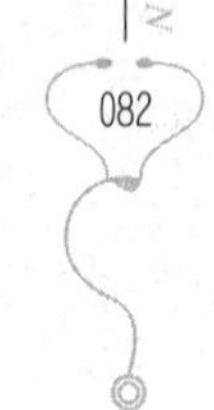

内耳有哪些生理功能

从功能解剖的观点来看，可以分为听觉与平衡觉感受器（平衡觉）两个系统，前者主要是耳蜗，后者主要是前庭与3个半规管两部分。

内耳功能简言之，就是两个字——位、听。

位：维持机体平衡。

听：对声音接受后分析加工。即将声音转变为神经冲动，传递声音信息，后将信息传入到大脑皮层的听觉中枢。

耳的听觉功能是怎样的

听觉是仅次于视觉的重要感觉通道。它在人的生活中起着重大的作用。

外界声波通过介质传到外耳道，震动鼓膜。鼓膜振动，使听骨链产生运动连接卵圆窗的镫骨足板，击动前庭阶外淋巴，经前庭膜使蜗管内的内淋巴产生运动，刺激基底膜上的螺旋器。螺旋器由支持细胞和毛细胞等组成，毛细胞为声波感受细胞，每个毛细胞均与神经纤维形成突触联系。毛细胞的上方有盖膜，与毛细胞的纤毛相接触。外界声波通过淋巴液而震动鼓膜，鼓膜又触动毛细胞，最后由毛细胞转换成神经冲动经听位神经传到听觉中枢产生听觉。

声波传入内耳兴奋听觉末梢感受器的途径有两种：空气传导和骨传导，正常情况下，以空气传导为主。

声源→耳郭（收集声波）→外耳道→鼓膜→听骨链→耳蜗（将振动转换成神经冲动）→听神经（传递冲动）→大脑听觉中枢（形成听觉）。

声音尚可直接通过颅骨的振动，引起颞骨中的耳蜗内淋巴发生振动，引起听觉，称为骨传导。

外耳和中耳担负传导声波的作用，这些部位发生病变引起的听力减退，称为传导性耳聋，如慢性中耳炎所引起的听力减退。内耳及听神经部位发生病变所引起的听力减退，称为感音神经性耳聋。

声音与听觉有什么关系

声音具有3个基本特性，即频率、强度和声谱。这3种特性在人耳主观感觉到的就是音调、响度和音色。

一般来说，物体振动越快，频率越高，人们感受到的音调也越高。物体振动越慢，频率越低，感受到的音调也越低。人耳可感受声音频率的范围介于20~20 000赫兹间，也叫可听声。声音高于2万赫兹为超声，低于20赫兹为次声。许多人到医院做过B超检查或者在家中用过超声清洗机等电器，可是耳朵并没有听到超声的声音。不过，不同年龄的人，听觉范围也不相同。例如，小孩子能听到3万~4万赫兹的声波，50岁以上的人只能听到1.3万赫兹的声波。动物学家们发现蝙蝠等动物可以感受超声波，大象可用次声波窃窃私语。

声音的强度是由物体振动时所产生的声音能量或声波压力的大小所决定的。声能或声压越大，引起人耳主观感觉到的响度也越大。当声强超过140分贝时，声波引起的不仅是听觉，而是不适甚至痛觉。

除少数发声物体能发出单纯音调外，大多数物体发出来的声音并不是那么单纯，由许多个强度不同的声音所组成，这种声音称为复合音。复合音中频率最低、能量最大的

单音叫基音(基波),其他的音叫泛音(谐波)。例如,频率同是100赫兹的钢琴声和黑管声,除了基音相同,即音调相同外,它们有不同数量、不同强度的泛音,因而各具有不同的音色。复合音不同的声谱决定着不同的音色,这就是人们能够分辨出同是100赫兹的钢琴声和黑管声的道理。

耳的平衡功能是怎样的

耳的听觉功能众所周知,但有不少人常常忽略了耳的平衡功能。人体的平衡依赖前庭系统、视觉和本体感觉维持,前庭器官是其中至关重要的部分。前庭器官是人体运动状态及在空间位置的感受器。当头的位置改变或做直线变速运动时,会引起前庭器官中感受器的兴奋。椭圆囊和球囊中内淋巴的流动而使囊斑上毛细胞顶部的纤毛倾倒,引起与之相连的神经发放神经冲动传至中枢,引起机体在空间位置及变速运动的感觉,并可反射性地引起姿势改变,以保持身体的平衡。另外,当人的头部做旋转变速运动时,半规管中的内淋巴流动引起壶腹上的毛细胞倾倒,使与之相连的神经兴奋,传至中枢引起旋转感觉,并能反射地引起眼球震颤及躯体骨骼肌的张力改变,以保持身体姿势的平衡。

以上平衡(感觉)传导道的第一级神经元的细胞体位于内耳的前庭神经节中,其树突分布于前庭器官的毛细胞,其轴突组成前庭神经,与耳蜗神经一道组成位听神经(第Ⅷ对脑神经),入脑桥止于延髓脑桥中的前庭神经核,更换神经元,发出神经纤维至第四脑室正中线两侧,再向上并发出神经纤维支配眼球肌及头颈部分肌肉。由前庭核发出的另一些神经纤维由前庭脊髓束下行,止于脊髓运动神经元。

通过这些传导道，前庭器官受到刺激可反射地引起眼球震颤及反射性调节姿势。前庭神经还可上行，投射于大脑皮层，引起位置觉。

当前庭器官受到过强、过长时间的刺激时，常会引起恶心、呕吐、眩晕、皮肤苍白等症状，称为前庭自主神经性反应。有些人前庭功能非常敏感，前庭器官受到轻微刺激可引起不适应反应，严重时称为晕动病，如晕车、晕船、航空病等。

中耳炎是疲劳或者免疫力低下引起的吗

许多病人喜欢这样解释中耳炎的发病原因，应该说这种解释并不完全正确。

中耳炎有全身和局部病因，其中确实包括机体防御功能的下降，但它在中耳炎的发病机制中主要起诱因的作用，不是直接的病因。换一种说法，这些全身因素是病因发生作用的条件，病因和诱因在致病的作用上有主有次，诱因可以有多种，可以互相替代，而病因比较明确和恒定。比方说化脓性中耳炎，如果没有病原体，即使身体疲劳或者免疫力低下也不容易发病。身体疲劳和免疫力低下可作为中耳炎的诱因互相替代，但是病原体的作用不可替代。疲劳和免疫力低下可同时影响双侧，但各种中耳炎发病以单侧为多。

其次疲劳和免疫力低下的帽子作为诱因，很多疾病都能戴上。而且这种笼统肤浅的解释，对于后续的治疗多数没有太大的指导作用，毕竟多数中耳炎不能仅仅依靠休息或者增强免疫力而治愈。

最后免疫力在不少情况下未必是低，有可能是紊乱或者亢进。举个例子来说，一些中耳炎可能与鼻腔或者中耳的变态反应（过敏反应）有关系。不能简单理解为免疫力低下，一味强调增强免疫力，这些过敏反应理解为免疫系统某些方面的亢进状态更加合适。

为什么小儿易患中耳炎

中耳炎是小儿最常见的耳病之一，儿童时期是各种中耳炎的高发阶段，急性化脓性中耳炎更为常见，且易于反复发作，部分转化成为慢性。其病因与小儿的耳部解剖、生理和病理有密切的关系，小儿易发生急性化脓性中耳炎的原因概括如下几点：

① 小儿抵抗力较弱，尤其是出生6个月后来自母亲的抗体水平下降，易发生各种传染病，如猩红热、白喉、天花、麻疹、百日咳、流行性感冒、伤寒、肺炎等，以上各种病均易并发急性化脓性中耳炎。

② 解剖学上的发育尚未成熟，即小儿咽鼓管短而内腔大，峡部较宽，不成弓形弯曲似一直线，与水平面交角仅10度，近于水平，易被细菌分泌物或呕吐物侵入。

③ 婴幼儿鼓室黏膜下胚胎组织尚未退化，利于细菌繁殖。

④ 部分家长在喂养时多将小儿平躺，特别是人工哺乳的婴儿，多平卧吮吸奶瓶，易致反胃、咳呛，这样乳汁容易流入鼻咽部，尤其是喂养不当引起的吐奶，易经咽鼓管流入鼓室，使细菌分泌物或食物侵入咽鼓管，增加诱发中耳感染的可能性。

⑤ 小儿鼻咽部及咽鼓管淋巴组织丰富，常增生肥大，堵塞咽鼓管或并发症，诱发中耳炎。

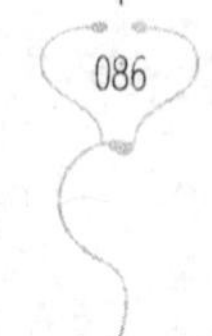

对于有中耳炎高危因素的小儿，要积极治疗容易引起中耳炎的原发病，锻炼身体，增强抵抗力。一旦得了伤风感冒，要积极治疗。如果热度持续不退，要想到是患中耳炎的可能，应及时就医。

喂乳姿势不正确幼儿易患中耳炎吗

据估测，大概有65%儿童出生后第一年内，至少会受到中耳炎或其听觉器官疾病侵扰。婴幼儿由于特定的解剖特点，因感冒引发中耳炎十分多见。

另外，婴幼儿患中耳炎往往还和喂奶姿势不正确有关。妈妈或保姆喂乳时图省事让婴儿平卧喂奶，或人工喂养时喂奶过多、过急使婴儿来不及吞咽而呛咳，这些都可能使乳汁逆流入鼻咽部，从咽鼓管进入中耳，导致急性中耳炎。预防中耳炎首先喂乳姿势要正确，婴幼儿应该抱起来喂乳，喂奶时不要太多、太急。

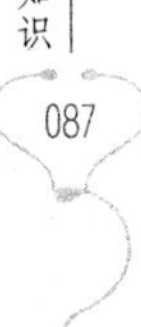

婴儿用安慰奶嘴易患中耳炎吗

芬兰专家在最近发表的一份调查报告中说，半岁以上的婴儿使用安慰奶嘴容易患中耳炎等疾病。希望年轻爸妈引起足够重视，以便使宝宝健康成长。

据调查报告，芬兰奥卢大学附属医院对500名生下来6~18个月的婴儿进行对比调查，结果发现6个月以后继续使用安慰奶嘴的婴儿，患中耳炎和呼吸道感染的概率，比停止使用的婴儿高出1/3。

新生儿有吮乳的强烈需要,在6个月内可放心地使用安慰奶嘴以减少啼哭和预防吮手的不良习惯。然而,如果婴儿长到半岁以后继续长时间使用安慰奶嘴,不仅会影响牙齿的正常发育,而且容易患中耳炎等疾病。

芬兰专家建议,根据新生婴儿好啼哭和爱吮手指的特点,最迟在10个月大时应该停止使用安慰奶嘴,代之以小布娃娃和小绒狗等玩具。

鼓膜炎是中耳炎吗

鼓膜居于外耳道和中耳鼓室之间,既然鼓膜是中耳的一部分,鼓膜炎也可称为中耳炎。不过一般临床上谈到的鼓膜炎是由各种原因引起的鼓膜的急性和慢性炎症,病变以鼓膜为中心,中耳和外耳道的病变相对较轻。当然鼓膜治疗不当或治疗不及时,可演变为通常意义上的中耳炎。

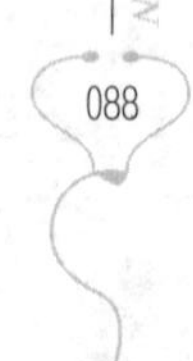

鼓膜炎可分哪几种

医学上按照发病原因和症状等,将鼓膜炎分为急性鼓膜炎、大疱性鼓膜炎与慢性肉芽性鼓膜炎。

① 急性鼓膜炎:是指鼓膜的普通炎症,多为外耳道急性感染蔓延波及鼓膜,或因异物、腐蚀性药物的损伤或刺激所引起。表现为耳内微痛、耳鸣,常伴听力减退等,一般预后良好。继发急性中耳炎时可发生鼓膜穿孔。治疗上,如耳内有分泌物,经清除后滴抗生素药液,必要时全身应用抗生素治疗或理疗等。

② 大疱性鼓膜炎:是一种与病毒感染有关的鼓膜急性炎症,病变局限于鼓膜及外耳道近鼓膜处皮肤,一般不累及

中耳。每当流感大流行时，都有较多大疱性鼓膜炎发生，但未完全证实该病的病原体是流感病毒。临床表现为耳道深部剧烈疼痛、轻度的耳聋和耳鸣。大疱破裂后，外耳道流出血性或浆液性分泌物，此时疼痛可缓解。全身症状不明显，体温微升或正常。检查可见鼓膜呈红色或暗红色，松弛部明显。鼓膜疱疹为表皮下组织间隙积液所形成，松弛部明显，其形状、大小、数目和颜色不一，常呈圆形或椭圆形，疱壁较薄而柔软，也可在鼓膜的表面呈一个大血疱。该病有自愈的倾向。主要的治疗措施是清洁外耳道，减少污染，防止继发感染，必要时使用抗生素或滴耳液。耳痛严重时给镇痛药物或滴耳液止痛。大疱不破、不吸收或疼痛甚者，可用消毒针刺破大疱将液体放出，一般疼痛可立即缓解。

③ 慢性肉芽性鼓膜炎：肉芽性鼓膜炎也称慢性特发性鼓膜炎。病因未明，多因鼓膜长期受炎症刺激所致，如慢性外耳道炎、挖耳、耵聍栓塞等。发病较慢，耳痒，一般无耳痛。外耳道内有少量分泌物，无特殊气味，可有听力减退。可见鼓膜局限性或弥散性充血、混浊、增厚，鼓膜有基底较广的肉芽组织或表浅溃疡，鼓膜活动尚好，无穿孔。慢性肉芽性鼓膜炎预后较好。病变轻者，清洁外耳道和鼓膜后，用4%硼酸乙醇（硼酸酒精）滴耳，或用含有皮质激素的滴耳液。肉芽较大者，在表面麻醉下行肉芽刮除术，再用硝酸银滴耳液烧灼后，用生理盐水擦洗局部，保持耳内干燥。一般刮除肉芽后，用硝酸银液烧灼 2~3 次多可治愈。

分泌性中耳炎是怎么一回事

分泌性中耳炎或者叫作渗出性中耳炎、积液性中耳炎，是以鼓室积液与听力下降为主要特征的中耳非化脓性炎性

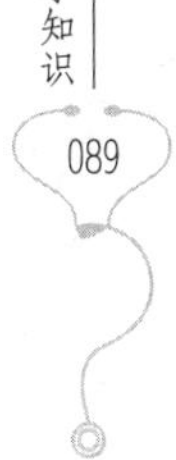

疾病。正常情况下，咽鼓管通过其软骨段管腔的开闭，调节中耳气压，保持与外界大气压的基本平衡。罹患分泌性中耳炎时，由于各种原因引起咽鼓管阻塞或功能不良，不能维持中耳与外界大气压的气态平衡，致使中耳鼓室内空气逐渐被吸收，且得不到相应的补充而出现负压，从而导致中耳内黏膜血管扩张、通透性增加，中耳内有液体积聚，鼓室内出现“中耳积液”的症状。中耳积液的性质可为浆液性漏出液或渗出液，也可为黏液。如负压不能得到解除，中耳黏膜可发生一系列病理变化，主要表现为上皮增厚、上皮细胞化生、鼓室前部低矮的假复层柱状上皮变为增厚的纤毛上皮、鼓室后部的单层扁平上皮变为假复层柱状上皮；杯状细胞增多，分泌亢进；上皮下病理性腺体组织形成，固有层血管周围出现以淋巴细胞及浆细胞为主的圆形细胞浸润。疾病恢复期，腺体逐渐退化，分泌物减少，黏膜渐恢复正常。

该病可分为急性和慢性两类，慢生分泌性中耳炎可因急性分泌性中耳炎未能及时与恰当地治疗，或由急性分泌性中耳炎反复发作，迁延转化而来。该病以冬春季多见。小儿及成人均可发病，在小儿为常见的致聋原因之一。

什么是急性分泌性中耳炎

急性分泌性中耳炎大多由于鼻腔和鼻咽部的急性炎症扩展到咽鼓管黏膜，引起咽鼓管黏膜发炎，使它变狭或阻塞，有时炎症还可能扩展到中耳腔的黏膜。病人有耳闷、耳内阻塞和头部沉重感。在哈欠或擤鼻时，耳闷可有片刻好转。有时伴有耳鸣，听觉也减退（但听自己说话的声音反而觉得响亮）。若头部改变位置，听力可暂时改善。急性分泌性中耳炎多无疼痛，也无全身不适。

检查鼓膜，早期为鼓膜内陷，失去正常光泽。以后因中耳腔内渗出液增多，鼓膜的颜色可变为淡黄略带棕色。听觉检查常为传导性耳聋。该病的预防在于避免感冒，去除鼻腔和鼻咽部的病原，如肥大的增殖体、鼻息肉等。应仔细检查鼻咽部以排除鼻咽肿瘤。治疗及时，几天内可以恢复健康。如果没有除去病原，可渐变为慢性分泌性中耳炎，长期影响听力。治疗的要点是使鼻腔、鼻咽和咽鼓管黏膜消肿，咽鼓管通畅，空气易于进入中耳，中耳的渗出液可排出或逐渐被吸收。可在鼻内滴1%麻黄碱（麻黄素），也可进行咽鼓管吹张法。如果中耳腔内渗出液不消退，可用鼓膜穿刺抽去积液。对顽固的病例，可切开鼓膜，将积液排出，或于切开处插入鼓膜通气管。

什么是慢性分泌性中耳炎

急性炎症未得到及时妥善治疗，或鼻及鼻咽部病灶的存在，使炎症反复急性发作，均可导致慢性分泌性中耳炎。慢性分泌性中耳炎中耳积液极为黏稠，呈核黄色胶冻状者，称为胶耳。最终可因鼓室内积液机化致鼓膜与鼓室内侧壁粘连，或听骨链关节强直。

病人常因反复急性发作，听力时好时坏，渐进加重。初为传导性，继可为混合性，早期也可有“自声增强”现象。耳鸣常使病人甚感苦恼，初可为低音调，晚期可为高音调（如蝉鸣），但无一定规律。检查时可见鼓膜混浊、肥厚、变薄或有钙质沉着斑块。锤骨柄向后上移位呈“假短”现象，短突显著突出，光锥变形、散乱或消失。用鼓气耳镜检查鼓膜活动度，可见鼓膜活动不良或不能。

治疗时，早期清除鼻、咽部病灶，可收到一定效果。行

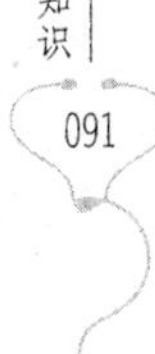

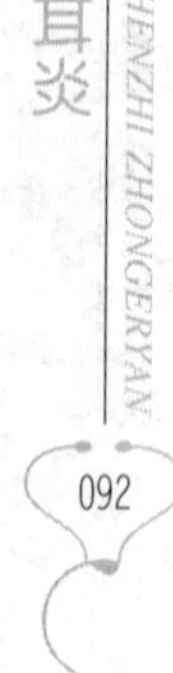

鼓膜按摩术或反复行咽鼓管吹张术，有助于改善听力。对早期病例，可行皮质类固醇及糜蛋白酶制剂等治疗，常可收到改善听力之效。切开鼓膜，置留通气管，或行鼓室成形手术，均可改善听力。听力损失严重者，可验配助听器。

分泌性中耳炎的病因有哪些

目前认为该病的主要病因有：

① 咽鼓管功能障碍：一般认为此为该病的基本病因。一为机械性阻塞：如小儿腺样体肥大、肥厚性鼻炎、鼻咽部肿瘤或淋巴组织增生、长期的鼻咽部填塞等，头颈部放射治疗后因鼻咽部及咽鼓管黏膜肿胀，以及局部静脉及淋巴回流障碍，也可使管腔狭窄。二为功能障碍：司咽鼓管开闭的肌肉收缩无力；咽鼓管软骨弹性较差。当鼓室处于负压状态时，咽鼓管软骨段的管壁容易发生塌陷，这是小儿分泌性中耳炎发病率高的解剖生理学基础之一。

② 感染：曾认为分泌性中耳炎是无菌性炎症。近年来研究发现，中耳积液中细菌培养阳性者为1/2~1/3，其中主要致病菌为流感嗜血杆菌和肺炎链球菌。细菌学和组织学检查结果以及临床征象表明，分泌性中耳炎可能是中耳的轻型或低毒性的细菌感染。细菌产物内毒素在发病机制中，特别是病变迁延慢性的过程中可能起到一定作用。急性中耳炎时抗生素使用不当，如剂量不足、疗程不够，或细菌对药物有抗药性等，也会使炎症迁延不愈导致中耳积液。

③ 免疫反应：小儿免疫系统尚未完全发育成熟，也可能是小儿分泌性中耳炎发病率较高的原因之一。中耳积液中有炎性介质前列腺素等存在，积液中也曾检出过细菌的特异性抗体和免疫复合物，以及补体系统、溶酶体酶的出现

等，提示慢性分泌性中耳炎可能属于由抗感染免疫介导的病理过程。可溶性免疫复合物对中耳黏膜的损害（Ⅲ型变态反应）可为慢性分泌性中耳炎的致病原因之一。

腺样体是怎么一回事

人们对扁桃体很熟悉，不过可能不知道通常所说的扁桃体只是腭扁桃体，人体还有其他扁桃体，大致环形地分布在咽部，起着人体咽喉要道岗哨的作用。腺样体又称咽扁桃体，为一群淋巴组织，附着于鼻咽的后壁，腺样体肥大系咽扁桃体增生。

儿童腺样体肥大常属生理性，婴儿出生时鼻咽部即有淋巴组织，并随年龄而增生。6 岁时即达最大程度，以后逐渐退化。若影响全身健康或邻近器官者，才称腺样体肥大。如果儿童时期受到感染，如易患急性鼻炎、急性扁桃体炎及流行性感冒等，反复发作，腺样体可迅速增生肥大，导致鼻阻塞加重，阻碍鼻腔引流，鼻炎鼻窦炎分泌物又刺激腺样体使之继续增生，形成互为因果的恶性循环。该病常与慢性扁桃体炎合并存在。腺样体肥大会妨碍鼻子呼吸，并影响鼻窦的排泄，从而易患鼻窦炎，也会使咽鼓管阻塞，导致中耳感染性疾病。另外，腺样体还可以作为病原体的定居地，导致中耳炎反复发作。有学者建议，对于反复发作的中耳炎患儿，可以通过切除非严重肥大的腺样体治疗。

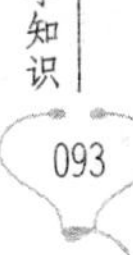

腺样体肥大的临床表现：

① 局部症状：儿童因腺样体肥大堵塞后鼻孔及咽鼓管咽口，可发生耳鼻咽部等症状。表现为睡眠时张口呼吸，舌根后坠常有鼾声，夜寐不宁，鼻分泌多，说话时有闭塞性鼻音，语音含糊。因长期张口呼吸，致使面骨发育障碍，上颌

骨变长，硬腭高拱，牙列不整，上切牙外露，唇厚，面部缺乏表情，有痴呆表现，形成“腺样体面容”。吞咽与呼吸之间共济运动失调，常发生呛咳。分泌物下流刺激呼吸道黏膜，易患气管炎。因咽鼓管受阻易引起非化脓性中耳炎，致听力减退、鼓膜内陷。

② 全身症状：常有全身营养及发育障碍，主要表现为慢性中毒反射性神经症状，如表情迟钝、胸闷不安、肺扩张不好，日久致鸡胸或扁平胸。少数由于慢性鼻阻、长期缺氧而出现肺心病，甚至急性心衰。

检查见腺样体面容，硬腭高而窄，后鼻镜检查可见鼻咽顶有粉红色、分叶状淋巴组织块，鼻咽部触诊可触及柔软肿块。必要时可做 X 线鼻咽侧位片，有助于诊断。

小儿反复发作的中耳炎、严重打鼾可能与腺样体肥大相关。但是腺样体位置深在，不像腭扁桃体那样可以直接看到。可去医院通过间接鼻咽镜、纤维或者电子鼻咽镜及鼻内镜对腺样体进行检查。如果年龄较小的儿童无法配合检查，还可以做鼻咽侧位片、鼻咽部 CT 等检查确诊。

吸烟与儿童分泌性中耳炎有哪些关系

近年来，科学家研究发现，香烟烟雾也是导致儿童分泌性中耳炎的重要原因。罹患这种疾病不像患化脓性中耳炎那样疼痛、流脓，常常不易引起家长的注意而延误了治疗。

美国哈佛大学环境医学专家约翰·迈塞经过多年研究发现，香烟的烟雾可引起儿童鼓膜充血，导致中耳炎，这是由烟雾中的有害物质或过敏性物质刺激中耳而导致的炎症。美国每年大约有 100 万儿童患中耳炎，其中 80％与吸烟者生活在一起。

德国科学家对900名儿童检查结果表明，来自吸烟家庭的儿童中耳炎患病率高于不吸烟家庭的儿童，近1/3患中耳炎的儿童与被动吸烟有关。

丹麦学者对10所市属日托机构的337名儿童进行了一项流行病调查，通过测定分析家庭居室及其日托机构的环境因素（如父母在居室内吸烟、室内的二氧化碳浓度、相对湿度、房间的空气渗入率等）与儿童中中耳渗出发病之间的关系，发现众多的环境因素中，以父母在居室内吸烟影响最大。

大量研究结果表明，香烟烟雾中的有害物质对儿童娇嫩的中耳黏膜有直接刺激作用，它使中耳内分泌的黏液增加、变稠，也使咽鼓管不通畅，从而造成中耳内积液，使听力下降。时间长了，黏稠的积液会造成鼓膜粘连，发生传导性耳聋。

吸烟害己害人，有百害无一利。尽管有些人对自己本人的健康不以为然，但是绝大多数人对于自己后代的健康关注胜于自身。为使儿童听觉功能免遭损害，家长应该避免吸烟，这有利于降低儿童分泌性中耳炎和上呼吸道疾病的发生率。

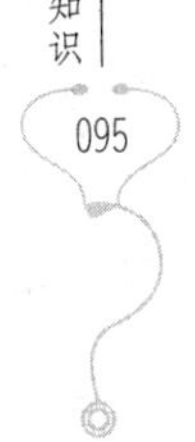

儿童患分泌性中耳炎有哪些危害

分泌性中耳炎如果未能得到及时治疗，耳内的液体没有被吸收，会导致鼓室硬化、粘连性中耳炎、胆固醇性肉芽肿等继发疾病，造成永久性听力下降，治疗非常困难。婴幼儿时期正是学习语言的好时期，如果因听力困难造成语言学习障碍，如同关上了孩子认识和感知世界的一扇窗户，严重影响孩子的心智发育。

单耳分泌性中耳炎与鼻咽癌有哪些关系

单耳分泌性中耳炎与鼻咽癌有两方面的关系,一方面分泌性中耳炎可以作为鼻咽癌的一个症状甚至是初诊的主要原因,另一方面在鼻咽癌放疗中间或者之后也可以诱发分泌性中耳炎。

先谈第一方面的关系。前面已叙述了分泌性中耳炎在小儿中常见,在成年人群发病率相对较低。成年人分泌性中耳炎病因与小儿的不同,小儿分泌性中耳炎与鼻咽部炎症、增殖体肥大等密切相关,成年人鼻咽部增殖体多数已经萎缩,而由各种其他因素压迫引起咽鼓管功能不良的比例增加。鼻咽部良性、恶性肿瘤,尤其是鼻咽癌可直接压迫堵塞咽鼓管咽口引发该病,在成年人分泌性中耳炎的病因中占有重要的地位。耳鼻咽喉专科医生发现成人分泌性中耳炎时,一般都会检查鼻咽部,以免漏诊恶性肿瘤。

鼻咽癌是我国常见的恶性肿瘤之一,我国南方鼻咽癌发病率较高,尤其是广东、广西等地区为高发区。鼻咽癌病因复杂,与遗传、病毒感染等因素密切相关,为耳鼻咽喉科恶性肿瘤之首,受到耳鼻咽喉科医生的广泛关注。鼻咽癌的解剖部位隐蔽症状和体征多变,但无症状的不足4%,最早有耳部症状者约占40%,往往表现为单侧分泌性中耳炎。

鼻咽癌病人分泌性中耳炎高发生率与下列因素有关:肿瘤使通过的气流发生改变,促进中耳负压形成;侵犯相应神经肌肉导致其麻痹,咽鼓管开放障碍;累及咽鼓管软骨,改变其顺应性而致其关闭障碍;中耳淋巴细胞感染病毒后继发感染或变态反应引起组胺及P物质等活性物质的释放。

中耳炎病人出现下列症状要引起重视：近期发生原因不明的耳鸣、耳闷、耳痛或耳聋，特别是单耳发病，且上述症状进展较快，一般常规治疗无效；近期单侧患分泌性中耳炎，特别是中耳腔积液较多，经过及时合理的治疗，无明显好转，且症状继续加重。有这种症状，应高度警惕成年人单侧分泌性中耳炎，及时就诊，排除鼻咽癌。

第二方面的关系。鼻咽癌的治疗主要是放疗，但放疗时也会导致分泌型中耳炎，甚至急性化脓性中耳炎。有研究发现，放疗前有中耳炎而导致放疗后中耳炎长期存在的风险是放疗前无中耳炎的5.9倍。有肿瘤侵犯鼻咽侧壁而导致放疗后中耳炎长期存在的风险是放疗前无肿瘤侵犯鼻咽侧壁的3.4倍。放疗后渗出性中耳炎的发生与中耳受照剂量相关。鼻咽癌放疗前无中耳炎而放疗后发生超过50%，所有放疗后咽鼓管功能均比放疗前下降。

放疗后分泌性中耳炎发生机制主要是侵犯神经，造成神经源性腭帆张肌和提肌麻痹及鼻咽部咽鼓管黏膜充血、水肿、鼓室内积液。局部组织纤维化、鼻咽淋巴回流障碍、腺体萎缩、鼻咽局部痂皮附着等均影响咽鼓管功能。放疗后的与一般的分泌性中耳炎另一最大不同在于，后者尽管与病毒细菌感染有关，但多为非化脓性的，而放疗后，全身和局部防御能力下降，体内条件致病菌大量繁殖，容易成为化脓性中耳炎。

在治疗方面，传统的鼓膜置管术因其耳漏发生高，受到质疑。坚持在放疗期间和放疗后行鼻咽清洗可减少和防治渗出性中耳炎，并可提高鼻咽癌病人放疗后的生活质量。强调足量有效抗生素应用，这点不同于普通分泌性中耳炎。据报道，有些学者还采用咽鼓管置管，抽吸冲洗及注药，能预防鼓膜切开鼓膜置管所致的感染和顽固性耳漏，达到清

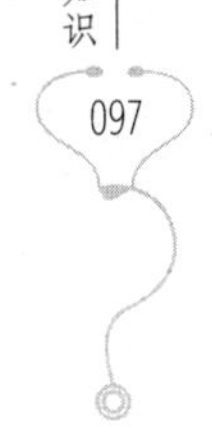

除中耳积液、消除中耳负压、恢复咽鼓管功能的目的。另外放疗后鼻窦炎的发病率较高，在放疗期间和放疗后进行鼻腔冲洗可降低鼻窦炎的发生。鼻窦炎与分泌性中耳炎紧密相关，积极处理放疗后鼻腔鼻窦疾病，也是治疗放疗后分泌性中耳炎的重要一步。

鼻病会引起中耳炎吗

俗话常说"五官相通"，确实有解剖学基础，但是严格说正常情况下只有中耳与鼻、咽、喉和口腔相通。从表面上来看，人的耳、鼻、咽、喉各器官分布在头面部的不同部位，但实际上它们之间是以咽部为中心而彼此相通的。如果某一部位发生疾病，都会相互影响，这也是耳鼻咽喉组合成为一个独立医学专业的原因之一。

咽鼓管沟通鼻咽部与鼓室，鼻腔与咽腔正是借此管与中耳腔相联系。通常情况下，咽鼓管会自行开放或关闭，以调节鼓室内压力，使之与外界大气压相平衡，这对维持听力十分重要。当鼻内有炎症时，分泌物增多，不恰当的擤鼻动作，可使鼻内的分泌物经咽鼓管咽口进入中耳腔，引起中耳炎，同时影响听力。儿童由于咽鼓管宽、短而平直，鼻内分泌物更容易经此途径引起中耳的感染而影响听力。鼻黏膜、鼻咽黏膜与咽鼓管内膜互相连接，在变态反应或呼吸道感染时黏膜均会发生炎性肿胀，互相蔓延，造成耳内感染。或由于咽鼓管黏膜肿胀，使咽鼓管腔变窄，影响中耳与外界气压的调节，失去内外压力平衡，形成中耳负压时而产生液体渗出，发生渗出性中耳炎，影响听力。

此外，位于后鼻孔、鼻咽部肿瘤的压迫，造成咽鼓管不通畅，也会影响听力。所以说，鼻部疾病影响听力，主要是咽鼓管阻塞、狭窄而造成的。对于有鼻病而又有听力减退和患侧耳朵内闷胀、阻塞感等症状者，应及时到医院耳鼻咽喉科诊治。

过敏性鼻炎为什么容易并发分泌性中耳炎

咽鼓管咽口位于鼻咽侧壁，距下鼻甲后端 1~1.5 厘米。故下鼻甲肿胀或肥厚时常引起鼻塞，影响咽鼓管通气和引流而出现耳鸣和听力减退等耳部症状。

变应性鼻炎一般称为过敏性鼻炎，属于Ⅰ型变态反应。机体吸入变应原后，产生的 IgE 结合在鼻黏膜浅层和表面的肥大细胞、嗜酸粒细胞的细胞膜上，使鼻黏膜处于致敏状态。当变应原物质再进入鼻黏膜时，变应原与肥大细胞、嗜酸粒细胞表面的 IgE 发生生化反应，导致以组胺为主的多种介质释放。这些介质通过它们各自在鼻黏膜的血管壁、腺体和神经末梢上的受体，使小血管扩张，血管通透性增加，渗出增加，炎性细胞浸润，组织水肿，神经末梢兴奋性增强等。故鼻黏膜常呈明显水肿，影响了咽鼓管通气和引流，且鼻黏膜、鼻咽部黏膜及咽鼓管黏膜上皮结构类似，同样受变态反应影响，其黏膜均处于水肿或渗出状态，可造成咽鼓管的狭窄和阻塞，使其通气功能不良。进而出现分泌性中耳炎的一系列表现，如耳闷耳胀、听力下降、鼓室积液等。

鼻部插管为什么易使新生儿患中耳炎

在新生儿重症监护病房中接受鼻气管插管的患儿极易

出现慢性渗出性中耳炎。

荷兰 Maastricht 大学医院 Engel 博士指出，新生儿重症监护病房中新生儿慢性分泌性中耳炎较多，其原因可能在于鼻部插管辅助呼吸导致局部免疫功能下降，破坏神经运动功能，从而出现慢性分泌性中耳炎。

Engel 博士对 83 例在监护病房治疗过的患儿进行随访直到两周岁。结果发现，鼻气管插管可显著增加慢性分泌性中耳炎的发病率，而鼻胃管则不然。

尽管该项研究尚待进一步评价，但是鼻插管对于危重新生儿的治疗有着重大价值，很多情况下不得不采用。在鼻插管治疗之后，患儿应密切随访，医生适时干预，避免影响孩子健康成长。

什么是粘连性中耳炎

粘连性中耳炎是既往中耳感染的后遗症，主要表现为中耳内纤维组织增生或瘢痕形成。粘连性中耳炎实际上并不是“中耳炎”，因为在确诊为该病时，中耳内已无活动性炎症。粘连性中耳炎是各种急性和慢性中耳炎未经治疗或治疗不当，导致中耳内纤维增生或瘢痕形成，是中耳听骨链活动障碍的后遗症。该病名称很多，如中耳粘连症、增生性中耳炎、纤维性中耳炎、愈合性中耳炎、萎缩性中耳炎等。

粘连多位于中鼓室后部，鼓膜变厚，与鼓岬粘连，听骨可单个或完全被粘连在卵圆窗周围，纤维组织将镫骨和砧骨长脚一起包埋在卵圆窗上，卵圆窗可部分或完全被封闭。组织学检查黏膜上皮下为坚实的纤维组织，其内可有钙化或新骨形成，但比鼓室硬化少得多，两者病理很难区别。听骨也可部分吸收，听骨链中断。

Ojala（1953 年）将粘连性中耳炎分为 3 期：

① 急性咽鼓管炎咽鼓管阻塞，鼓室形成负压，渗出液体。

② 渗出物机化发生粘连，中耳乳突小房黏膜水肿，渗出物内含有胆固醇结晶，乳突小房充满结缔组织。

③ 乳突小房含气吸收小房骨质吸收，咽鼓管早期水肿阻塞，后期可重新消肿通畅。

粘连性中耳炎常于儿童时期发病。据统计，50％的病人既往有中耳炎病史，如耳痛或耳漏，其余 50％的病人无中耳炎病史可见。该病在耳聋病人中所占的比例较高，近年来似有增加趋势。咽鼓管功能不良是发病的主要原因。

临床表现：

① 病人既往多有中耳炎病史：主要症状为听力减退、耳内闷胀、不适和耳鸣。

② 鼓膜检查：可见鼓膜内陷或萎缩、增厚、混浊、瘢痕形成及钙化斑，光锥消失。原有鼓膜穿孔者，新生的鼓膜菲薄，呈半透明状，少数遗留陈旧性穿孔，其边缘可与鼓室内壁粘连。有时鼓膜和鼓岬粘连在一起，好像大穿孔样。鼓膜后上或松弛部与鼓室内壁粘连时，可使该部呈袋状内陷。内陷袋里的鼓膜脱落的上皮不易排出，可堆积成胆脂瘤。鼓气耳镜检查，鼓膜活动减弱或消失。

③ 听力检查：呈传导性聋，重者有时可出现混合性聋。声导抗检查的鼓室图呈现低峰型（As 型）或鼓室负压型（C 型），镫骨肌反射消失。以上提示鼓膜和听骨链活动受限、咽鼓管功能不良。颞骨 CT 鼓室内可见网织状或细条索状阴影，听骨链可被软组织影包绕，乳突气化大多不良。

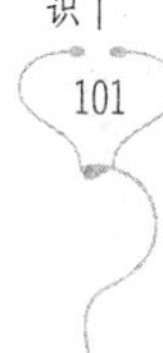

粘连性中耳炎对听力有哪些影响

粘连性中耳炎大约有一半病人是非化脓性中耳炎的鼓室积液所造成的;多见于急性中耳炎治疗时间短,控制症状后停止用药,实际上中耳内分泌物还未完全吸收。如果存留时间超过 6 周,就可能发生明显的粘连,鼓膜和听小骨都粘连在一起,出现传音功能障碍,听力明显受到影响。特别是儿童,因一般无耳聋的主诉,鼓室积液易被忽视,失去及时治疗的机会。这是粘连性中耳炎常在儿童期发病的重要原因。

粘连性中耳炎对听力的危害程度因人而异,有的早期即停止发展,有的进展很快,少数可成为全聋。全聋可能是中耳炎性毒素透过蜗窗膜损害耳蜗所致。一般为传导性听力减退。因整个传音结构的阻力和劲度增加,气导听力曲线多呈平坦型下降,一般不超过 60 分贝。骨导听阈正常或稍差。听骨链,特别是镫骨固定者,骨导曲线呈谷形切迹。语言识别率在 100%,表明内耳正常。如炎症损及内耳或粘连病变累及卵圆窗和蜗窗时,则骨导减退,呈混合性聋,语言识别率也相应下降。

中耳胆固醇肉芽肿与血脂过高有关系吗

中耳胆固醇肉芽肿与高胆固醇血症并无关系,中耳胆固醇肉芽肿不属独立的一种病,只是一个组织学的名词,是机体对胆固醇结晶体异物刺激的组织反应。可发生于颞骨气房的任何部位，并伴有不同的中耳疾病。

发病原因主要是咽鼓管阻塞，鼓室形成负压、渗出或形成胶耳，毛细血管出血，血红蛋白的异化而产生胆固醇结晶沉积于组织内，鼓膜显蓝色，乳突小房黏膜水肿。胆固醇结晶可刺激机体组织发生肉芽肿，已经被试验证实。显微镜下典型表现为胆固醇肉芽肿、胆固醇结晶被异物巨细胞包绕、外层为纤维肉芽组织，多见于鼓室出血坏死性病变，不是胆脂瘤的前身，与胆脂瘤形成无关。中耳胆固醇肉芽肿形成的原因很复杂，多与慢性中耳炎有密切的关系。可以这样认为，中耳胆固醇肉芽肿是慢性中耳炎的后遗症之一。

中耳胆固醇肉芽肿多发生在成年人，耳内阻塞感常伴有耳鸣，听力逐渐下降，部分病人有严重的感音神经性聋。检查时可见鼓膜呈蓝色或鼓室有肉芽组织，可表现为慢性化脓性中耳炎，耳流脓呈咖啡色。该病主要的危害是胆固醇肉芽肿破坏听骨链引起传导性聋，破坏内耳引起感音神经性聋，有的可破坏面神经发生面瘫。该病诊断较困难，最终靠鼓室探查手术切除病变后，经病理检查确定诊断。怀疑该病时，应做详细的检查，了解病变范围，确定治疗方案。目前，有的医院多在手术显微镜下施行鼓室成形术治疗，手术效果一般较好。

鼓室硬化症是怎么一回事

鼓室硬化症是指中耳慢性炎症愈合后遗留下的黏膜硬化性病变，是引起进行性传导性聋的常见原因。鼓室硬化症多数为黏膜慢性非特异性或特异性炎症的结果，少数为医源性或外伤所致。该病常发生于渗出性中耳炎的末期。

鼓室硬化症可能是一种免疫复合物病（Ⅲ型变态反

应)。鼓室硬化灶不仅使传音结构固定,而且妨碍听骨血运,导致听骨链中断,发生程度不同的传音性聋。

进行性听力下降为唯一的症状。约有60%有耳外伤史,均有自幼开始的慢性中耳炎病史。检查发现鼓膜多数有中央性穿孔,少数无穿孔,常呈萎缩性瘢痕愈合,增厚混浊,多有片状或岛状钙化斑。

一旦确诊为鼓室硬化症,目前行之有效的治疗方法是鼓室成形手术。手术是在手术显微镜下,将硬化病灶仔细地从听骨链和鼓室内剔除,对不影响传导功能的硬化灶,可尽量保留。手术中,医生根据病变的程度,以及听骨链的活动情况,采取不同的听力重建方法,以期提高病人的听力。对大多数病人而言,手术效果比较理想,多可恢复部分听力。

对由于各种原因不能手术治疗的,或者手术后效果不好者,补救方法是验配助听器提高听力。

什么是急性化脓性中耳炎

细菌通过某些途径进入中耳引起中耳黏膜的急性化脓性感染称为急性化脓性中耳炎。病变主要位于鼓室,但中耳其他各部也常受累。该病较常见,好发于儿童,冬春季多见,常继发于上呼吸道感染。

急性传染病并发的急性化脓性中耳炎,病变可深达骨质,称急性坏死性中耳炎,表现脓臭、鼓膜大穿孔。

主要症状为耳痛、耳漏和听力减退,全身症状轻重不一,婴幼儿不能陈述病情,常表现为发热、哭闹不安、抓耳摇头,甚至出现呕吐、腹泻等胃肠道症状。因此,要详细检查鼓膜,以明确诊断。鼓膜穿孔前、后症状迥然不同,一旦鼓膜穿孔,体温即逐渐下降,全身症状明显减轻。若耳流脓后症状不缓解或缓解后发热及耳痛复又加重，应警惕并发症的发生。

急性中耳炎并非是难以治愈的疾病。但据墨西哥儿童医院 2004 年公布的一份调查报告显示，在某些发展中国家，由于缺乏有效的诊断和治疗方法，以及一些家长对孩子的这种疾病缺乏了解等原因，导致在全球范围内每年约有 5 万名儿童死于急性中耳炎，其中大部分是生活在发展中国家的 3 岁以内的婴幼儿。调查报告指出，通常情况下，65%的儿童在出生后的第一年内，至少会受到一次耳炎或其他听觉器官疾病的侵扰。如果染病婴幼儿没有得到及时有效的治疗，可能会导致失聪甚至死亡。20%~30%的婴幼儿在出生后的头几年内，都会受到周期性急性中耳炎的侵扰。如治疗不当，可能会引发脑膜炎等疾病。如婴幼儿感到耳痛，家长应及时将孩子送医院就诊，以免延误病情。

急性化脓性中耳炎的有哪些主要病因

中耳炎的发病原因是很多的，可以从病原和机体抵抗力、全身和局部等方面来分析。

中耳炎发病与全身的健康状况密切相关，受整体功能的影响，同时耳的疾病也会对全身有影响。如身体虚弱、营养障碍导致全身抵抗力减低，或免疫功能低下和发生变态反应时，容易导致中耳的感染。重视身体锻炼，提高身体素质，可减少疾病的发生。

从局部因素分析，小儿咽鼓管的解剖特点为短、平、宽、直，又常常伴有增殖体肥大，同时又容易罹患上呼吸道感染，这些局部原因也可导致小儿发生各种类型的中耳炎。

中耳的解剖位置、骨壁的先天缺损、细菌毒力强、胆脂瘤等病变而受到局部破坏，以及不能及时有效地治疗，易引起急性化脓性中耳乳突炎或迁延为慢性化脓性中耳炎，甚至出现颅内、外并发症。

其致病菌以溶血性链球菌、金黄色葡萄球菌、肺炎链球菌及变形杆菌较多见。病原的毒力强，可能导致化脓性感染，低毒的病原体可能仅导致急性分泌性中耳炎；若是急性分泌性中耳炎时，如又有细菌侵入，可发展为急性化脓性中耳炎。

病菌是怎样引起急性化脓性中耳炎的

病原是怎样进入中耳引起感染的呢？也就是说感染途径有哪些？

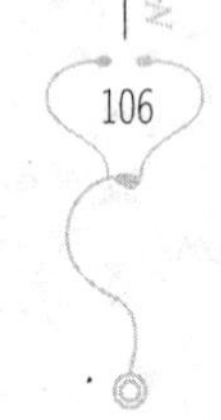

① 咽鼓管途径：咽鼓管是中耳的正常通气管道，通过咽鼓管途径感染蔓延发病成为最常见的感染途径：a. 上呼吸道感染性疾病，如急性和慢性鼻炎、鼻咽炎、急性和慢性扁桃体炎、伤风感冒、腺样体炎等。炎症向咽鼓管蔓延，使咽鼓管口及其管腔黏膜出现充血、肿胀、纤毛运动障碍，致病菌乘机进入中耳。b. 急性传染病，如猩红热、麻疹及百日咳等，可通过咽鼓管的途径引发该病，也可为上述传染病的局部表现。c. 在污水中游泳或跳水，不适当的咽鼓管吹张、擤鼻等，均可使细菌沿着咽鼓管侵入中耳。d. 哺乳姿势不当，如横抱婴儿、平卧吮奶时，由于婴幼儿咽鼓管的解剖特点，乳汁易经咽鼓管进入中耳。e. 咽鼓管急性阻塞，如非感染性痂皮阻塞，飞行时飞机从高空急速下降以及潜水、沉箱作业引起的气压突变，鼻后孔纱球填塞等，可发生中耳炎。

② 外耳道鼓膜途径：如鼓膜外伤、颞骨骨折、爆震、跳水或其他原因发生的鼓膜穿孔，细菌由外耳道经鼓膜穿孔进入中耳引起感染。此外，鼓膜穿刺或中耳置管引流时，病菌也可由外耳道进入中耳。

③ 血循环途径：致病菌通过血循环进入中耳引起的发炎机会虽少，但其病变常造成鼓膜坏死。多见于猩红热和伤寒或败血症。

急性化脓性中耳炎分为哪些阶段

根据症状和临床检查可将急性化脓性中耳炎分为以下4期。

① 咽鼓管阻塞期：咽鼓管因黏膜肿胀而阻塞，血管扩张，腺体分泌增加，鼓室内有浆液性炎性渗出物。此期为时不久，常被忽视。成年人自觉耳堵塞感、轻度听力减退和轻微耳痛，一般无明显全身症状，或有低热，儿童患病时常无明显症状。

检查：鼓膜松弛部充血、紧张部周边及锤骨柄可见放射状扩张的血管，可见鼓膜轻度内陷，鼓膜的正常光泽消失。

② 充血期：成人自觉耳痛和听力减退加重，同时出现全身症状如发热、食欲不振、烦躁不安等。小儿可有睡眠不安、哭闹、抓耳摇头、呕吐、腹痛等。

检查：早期可见鼓膜松弛部明显充血、外凸，随之鼓膜周边和锤骨柄处的小血管扩张，最后整个鼓膜充血呈鲜红色。

③ 化脓、穿孔期：耳痛、听力减退及全身症状明显加重，耳痛剧烈，呈搏动性跳痛或刺痛，可向同侧头部或牙齿

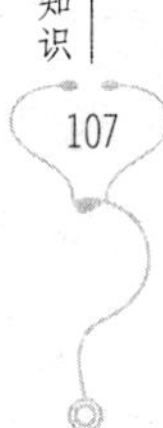

放射。小儿哭闹不安，体温可高达40℃，惊厥，伴呕吐、腹泻等消化道症状。因鼓室内积存脓性渗出液，压力增加，鼓膜向外凸出。穿孔之前，穿孔的部位呈灰色或向外凸出，提示局部有缺血性坏死。鼓膜穿孔之后，脓液向外耳道引流，局部症状和全身症状也随着改善，疼痛缓解，体温下降。耳漏初为血水样，后为黏脓性或脓性。

检查：鼓膜弥散性充血、水肿，后渐全部外凸。鼓膜穿孔前，局部先出现小黄点。后可见到鼓膜穿孔处有闪烁搏动的亮点，有脓液自该处涌出。听力检查呈传导性聋。

④ 恢复期：炎症逐渐消退，鼓室黏膜恢复正常，耳流脓逐渐消失。若无特殊情况，小的穿孔可在4~5周内自行愈合。

检查：可见鼓膜紧张部小穿孔，外耳道内有脓性分泌物或干燥。

化脓性中耳炎鼓膜为什么会穿孔

很多病人非常害怕中耳炎导致的鼓膜穿孔，其实中耳炎鼓膜穿孔可以视作机体的一种保护性的引流机制。例如很多人皮肤上生过火山般隆起的疖肿，经过几天的红肿热痛之后，疖肿可能“熟了”，也就是说出现脓头，压力进一步增高，脓头可能自发破溃，形成一个火山口，此时疖肿内部压力减小，疼痛缓减，炎症逐渐趋向好转，最后火山消退，火山口被瘢痕组织充填，上皮组织覆盖，病变痊愈。急性化脓性中耳炎的病变与此相类似，脓液相当于岩浆，鼓膜穿孔相当于火山爆发，形成的鼓膜穿孔便是火山口。

急性化脓性中耳炎进一步发展，中耳腔内逐渐为脓液所充满。脓液不断增多引起中耳内压力逐渐增高，中耳和外界相隔的鼓膜受到压迫，出现坏死破溃，形成鼓膜穿孔。鼓膜穿孔后中耳脓液经此穿孔流出。此时中耳炎的各种症状迅速缓解，大多数化脓性中耳炎都经历这样一个发生、发展过程。随着炎症的静止，多数鼓膜穿孔经由人体自身的组织修复过程达到愈合。在小儿和少数成年人，由于其鼓膜较厚，不易发生穿孔或仅有极小的穿孔，中耳内积聚的脓液难以流出，所以压力增高引起剧烈的耳深部疼痛。进而对中耳腔内的听骨链、面神经等组织产生严重的损害，导致听骨链中断、面瘫。中耳腔的脓液还可能流向耳后，或流入脑内，引起严重的耳后脓肿或瘘管，甚至导致化脓性脑炎、脑膜炎等颅内并发症危及病人生命。

像医生对于成熟的疖肿主动干预、切开引流一样，对部分患急性化脓性中耳炎中耳积脓，但是鼓膜迟迟不穿孔的小儿，进行鼓膜切开术可通畅引流，利于炎症迅速消散，预防严重的并发症发生。此时的鼓膜穿孔反而有益。

急性乳突炎和急性化脓性中耳炎有什么关系

急性乳突炎是乳突气房的黏膜及其骨质的急性化脓性炎症，常为急性化脓性中耳炎累及乳突气房的结果。中耳的鼓室、鼓窦和乳突之间黏膜相连接，鼓室化脓性感染后乳突黏膜也有相应的炎症反应，初期为卡他性，乳突区可能有轻度压痛，鼓膜穿孔脓液引流之后，乳突炎症消退。如果引流不畅，或者细菌毒力强，破坏骨质，使乳突小房黏膜水肿、出血、坏死化脓，变成急性乳突炎，这是急性中耳炎的后续。

急性乳突炎是急性化脓性中耳炎病情进一步严重的表

现。在炎症的损伤作用下，乳突气房的骨壁坏死，气房融合，乳突积脓。乳突感染的严重程度取决于病人的抵抗力和细菌的毒力。以乙型溶血性链球菌和Ⅲ型肺炎球菌是最常见的致病菌。

什么是慢性化脓性中耳炎

慢性化脓性中耳炎是中耳的黏膜、骨膜以至骨质的持续性或复发性细菌感染性疾病，致病菌以变形杆菌、铜绿假单胞菌、金黄色葡萄球菌、大肠杆菌等最为常见，且多为两种以上细菌混合感染。慢性化脓性中耳炎儿童时期居多，常继发于急性化脓性中耳炎，多由于急性化脓性中耳炎延误治疗，或处理不当迁延而成。病人的全身抵抗力差，或有全身慢性疾病，如贫血、心脏病、肾脏病、肺结核等。致病菌毒力强，尤其儿童急性传染病并发的急性中耳炎，病变可深达黏膜和骨质，引起骨质坏死，也易变成慢性。邻近器官的感染或病变不能及时控制或治疗，如慢性鼻窦炎、慢性扁桃体炎、增殖体肥大、腭裂等，也是形成慢性化脓性中耳炎的重要原因。

表现为耳道内长期或间歇性流脓、鼓膜穿孔和听力下降，并可引起严重的颅外和颅内并发症而危及生命，如脑膜炎、脑脓肿等。

慢性化脓性中耳炎应怎样分型

近半个多世纪来，我国一直沿用“单纯型、骨疡型、胆脂瘤型”的慢性中耳炎3型分类法，后两者又称为危险型慢性化脓性中耳炎，容易产生各种颅内、颅外并发症。

① 单纯型：此型最常见，组织破坏轻，病变主要在鼓室黏膜。特点是分泌物呈黏液性或黏液脓性，一般无臭味，流脓多为持续性，量多少不一，常在上呼吸道感染时流脓增多。鼓膜多为中央性穿孔，检查时可见穿孔位于鼓膜紧张部，大小不一，从针尖状小穿孔到鼓膜紧张部肾形大穿孔。鼓室黏膜可以大致正常，或充血、肿胀、增厚。外耳道和鼓室内可见白色、黄色或黄绿色黏液脓性分泌物。病人可有轻度传导性耳聋，耳流脓治疗后可暂时痊愈，但常易复发。单纯型极少有形成胆脂瘤的危险，可以视为“安全型”。

② 骨疡型：此型病变主要为黏膜明显增厚，有肉芽或息肉样组织生长，有骨质吸收破坏或死骨形成。特点是分泌物多为脓性，常有臭味，间有血丝，听力下降常较单纯型明显。鼓膜常为边缘性穿孔（穿孔累及鼓膜紧张部的鼓沟时，称边缘性穿孔）。边缘性穿孔为“非安全型”，不仅有形成胆脂瘤的危险，而且可能导致严重的颅内、外并发症。检查时可见鼓膜穿孔累及鼓沟，大小不一，轻者小如针尖，严重时绝大部分鼓膜缺失。经鼓膜穿孔可见听骨链坏死缺损，鼓室内有肉芽组织或息肉。

③ 胆脂瘤型：此型病变主要是中耳内存在复层鳞状角化上皮（即胆脂瘤），常有严重的听骨链缺损和骨质破坏。其特点是耳流脓为持续性，有特殊臭味。检查时可见鼓膜松弛部穿孔或紧张部后上边缘性穿孔。穿孔表面常常覆有一层白色痂皮，清除痂皮后，可见到鼓膜穿孔，穿孔较大时，还可以见到灰白色鳞片状或腐乳状的角蛋白碎屑。乳突X线拍片可以显示鼓窦或乳突内有边缘整齐的透光区。胆脂瘤破坏邻近组织时，可以导致各种严重的颅内、外并发症。

通过颞骨病理研究、现代影像学应用、耳显微外科开展

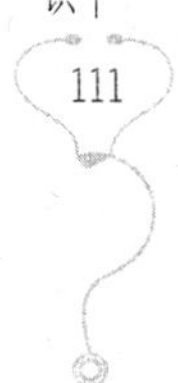

以及对于发病机制的深入认识，目前比较一致的观点是将中耳胆脂瘤列为独立疾病。又由于胆脂瘤可以合并化脓细菌的感染，具有慢性化脓性中耳炎的重要特征，因此又有“伴胆脂瘤的慢性化脓性中耳炎”和“不伴胆脂瘤的慢性化脓性中耳炎”之分。这样的分类方法比较简单，两者无论是在病因、病理、诊断和治疗等各方面都有明显区别，对于临床的指导意义更大。本书主要按照现代分型向读者阐述。

对于病人而言，胆脂瘤型中耳炎可以称为“非安全型”，也就是说病情比较严重，潜在的危险性比较大，容易产生各种并发症，需要更加积极地治疗，尤其是手术治疗。非胆脂瘤型中耳炎相对于前者而言可以姑且称为“安全型”，但并不意味着无需正规诊疗，可以掉以轻心，以免贻误病情，因为非胆脂瘤型中耳炎一样也可损害听力，产生危险的并发症，况且仅仅凭借临床或者影像学诊断也不能 100% 地鉴别胆脂瘤和非胆脂瘤。

慢性化脓性中耳炎分为几期

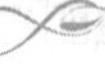

一般根据有无流脓将慢性化脓性中耳炎分为 3 期：

① 活动期：持续流脓或流脓停止未超过 6 周者。

② 静止期：流脓停止 6 周至 6 个月。

③ 非活动期：流脓停止 6 个月以上，如不再感染，可望长期干耳。

胆脂瘤是肿瘤还是炎症

许多胆脂瘤型中耳炎病人闻“瘤”色变，加上医生又强调胆脂瘤的危害，告诫病人要及早手术，更增添了病人的忧虑。

从本质上讲，胆脂瘤并非真性肿瘤，属于慢性化脓性中耳炎的一个特殊类型，为一位于中耳、乳突腔内的囊性结构。胆脂瘤呈白色，外面包着白皮，里面的内容物像豆腐渣，有臭味；在显微镜下，囊壁为复层鳞状上皮，囊内充满脱落上皮、角化物质及胆固醇结晶，囊外侧以一层厚薄不一的纤维组织与其邻近的骨壁或组织紧密相连。以往误认为囊内含有胆固醇结晶，故命名为胆脂瘤。胆脂瘤形成的确切机制尚不清楚。由于胆脂瘤的直接压迫或者其释放的化学物质的作用以破坏周围骨质，使炎症扩散，能导致一系列颅内、外并发症。所以，胆脂瘤型中耳炎一定要尽早手术治疗。

还有一种所谓先天性胆脂瘤，它是胚胎期的外胚层组织遗留在颞骨内，逐渐发展而形成的。这种残留的组织本身无细菌，出生后耳内无感染流脓等，直到它逐渐发展、扩大、压迫和侵蚀骨质，最后向外突破，有时形成耳后脓肿、瘘管。这种病变比较少见，多发生在颞骨的深部。

尽管后天性胆脂瘤本质是炎症，但是相对于非胆脂瘤型中耳炎而言，胆脂瘤又称危险型，也就是说其生物学行为有一定的侵袭性，会不断地扩大发展，侵蚀周围的重要结构，导致严重的并发症。所以把该型中耳炎命名为“瘤”，也不是全无道理。不妨把它理解为膨胀性生长的良性肿瘤，但是它位于重要结构附近，有相当的潜在危害性。

慢性化脓性中耳炎是怎样形成胆脂瘤的

慢性化脓性中耳炎时胆脂瘤形成的确切机制仍不清楚，目前有以下两种学说：

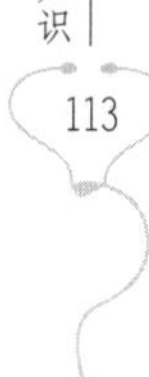

① 上皮移行学说：患慢性化脓性中耳炎时，外耳道深部或鼓膜表面的复层鳞状上皮通过鼓膜松弛部或鼓膜紧张部后上边缘性穿孔向鼓室直接蔓延或移行，复层鳞状上皮的上皮层角化，反复脱落，日积月累，像滚雪球似的堆积起来，越积越多，形成胆脂瘤。

② 鳞状上皮化生学说：慢性化脓性中耳炎的炎症长期刺激中耳黏膜，可使其由假复层纤毛柱状上皮转化为角化的复层鳞状上皮，从而形成胆脂瘤。

为什么无慢性化脓性中耳炎也会形成胆脂瘤

临床上一小部分被诊断为中耳胆脂瘤的病人，无慢性化脓性中耳炎病史。这部分病人的胆脂瘤又是怎么形成的呢？目前，公认的可能原因有两种。

① 先天性胆脂瘤学说：研究发现，胚胎发育期鼓室内常有小的角化上皮区，一般该角化上皮区在出生时已被吸收。如出生后仍遗留于鼓室，其不断脱落角化物而形成胆脂瘤。

② 袋状内陷学说：咽鼓管功能不良，中耳长期处于负压状态，鼓膜松弛部在中耳负压作用下局部内陷，呈袋状侵入上鼓室。内陷袋内被覆的复层鳞状上皮不断脱落角化物，早期脱落的角化物仍可向外耳道排出，如遇潮湿或发生感染，脱落角化物排出受阻而堆积于囊袋内，不断扩大而形成胆脂瘤。

什么是游泳性中耳炎

游泳性中耳炎是夏季常见的疾病，多见于儿童。主要原因是少儿咽鼓管发育不成熟，在不干净的泳池游泳时，一旦呛水，池水容易进入咽鼓管，细菌或霉菌也随之而入，造成从内到外的逆行感染。同时不干净的池水也可能从外耳道进入，诱发中耳炎。简言之，游泳性中耳炎是游泳导致的急性化脓性中耳炎，主要表现是游泳之后，耳朵疼痛、流脓和听力减退。一般游泳性中耳炎也可分为 4 期，详细请看急性化脓性中耳炎的分期。

游泳性中耳炎可以采用一些措施预防。不到不洁水域游泳，游泳前用游泳耳塞堵塞住外耳道口，游泳后及时将耳中水排尽，用棉签吸干，具体方法可参考后文。避免正立跳水；在水中做翻跟头等动作时使用鼻夹。一旦儿童游泳后出现耳鸣、耳痛、发热、听力下降等症状，要暂时停止游泳运动并及时到医院检查、治疗。

什么是迷路炎

内耳由于解剖复杂堪比迷宫，又叫作迷路，迷路炎即内耳炎，为中耳感染侵入内耳骨迷路或膜迷路所致，是化脓性中耳乳突炎较常见的并发症。内耳的两大主要功能是听觉和平衡，迷路炎的症状主要是耳聋和眩晕。临床表现为严重眩晕，呕吐频繁，头部及全身稍活动加剧，听力完全丧失，可有耳深部疼痛。自发性眼震初期向患侧，迷路破坏后可转向健侧。前庭功能检查，冷热试验患侧可无反应。一般 3 周后可由对侧代偿其功能，除耳聋外症状逐渐消失。

按病变范围及病理变化由轻到重，可分为局限性迷路炎、浆液性迷路炎及化脓性迷路炎 3 个主要类型。

① 局限性迷路炎：也称迷路瘘管，多因胆脂瘤或慢性骨炎破坏迷路骨壁，形成病理性的异常通道，使中耳与迷路

骨内膜或外淋巴隙相通。局限性迷路炎的症状为:a. 阵发性或激发性眩晕,偶伴恶心、呕吐。眩晕多在快速转身、屈体、行车、耳内操作(如挖耳,洗耳等)、压迫耳屏或擤鼻时发作,持续数分钟至数小时不等。中耳乳突炎急性发作期症状加重。b. 眩晕发作时可见自发性眼震,发作时患侧迷路处于刺激兴奋状态,所以眼震方向向患侧,此乃患侧迷路处于刺激状态之故。c. 听力有不同程度减退,多为传导性聋。d. 瘘管试验阳性,医生用鼓气耳镜紧塞外耳道,然后进行鼓气加压,如有迷路瘘管,病人即出现眩晕症状、眼球震颤,瘘管被病理组织堵塞时可为阴性。近年来中耳薄层 CT 检查的出现,为迷路瘘管的诊断提供了影像学依据。e. 前庭功能一般正常或亢进。

② 浆液性迷路炎:是以浆液或浆液纤维素渗出为主的内耳弥散性、非化脓性炎症疾病或炎性反应。中耳炎的细菌毒素或感染经迷路瘘管、蜗窗、前庭窗或血行途径侵入或刺激内耳,产生弥散性浆液性炎症。鼓室成形术、内耳开窗术或镫骨足板切除术后出现的浆液性迷路炎一般为迷路反应。若病变清除、炎症控制后,症状可消失。浆液性迷路炎的症状为:a. 眩晕、恶心、呕吐、平衡失调为该病的主要症状。病人喜卧向患侧,起立时向健侧倾倒。b. 早期患侧迷路处于兴奋、激惹状态,故眼震快相指向患侧。晚期患侧迷路功能明显减退,眼震快相指向健侧。前庭功能有不同程度的减退。瘘管试验可为阳性。c. 听力明显减退,为感音性聋,但未全聋。d. 可有耳深部疼痛。

③ 化脓性迷路炎:是化脓菌侵入内耳,引起迷路弥散性化脓病变,以肺炎链球菌型或溶血性链球菌感染较多见。该病内耳功能全部丧失,感染可继续向颅内扩散,引起颅内并发症。化脓性迷路炎的症状为:a. 眩晕,自觉外物或自身

旋转，恶心，呕吐频繁，病人闭目，蜷缩侧卧于患侧，不敢稍事活动。b. 平衡失调。c. 耳鸣，患耳全聋。d. 自发性眼震，眼震快相指向健侧，强度较大。躯干向眼震慢相侧倾倒。当眼震快相从健侧转向患侧时，应警惕有颅内并发症之可能。e. 体温一般不高。若有发热、头痛，同时伴脑脊液变化，如白细胞增多、脑脊液压力增高者，显示感染向颅内扩散。f. 因迷路已破坏，故瘘管试验阴性。

中耳炎对大脑有危害吗

中耳炎是一组异质性的疾病，同一种疾病类型也有不同的亚型和阶段性，这个问题需要具体分析，不能一概而论。伴胆脂瘤的慢性化脓性中耳炎可发生各种并发症，如果导致颅内并发症，自然对大脑有危害。

常见的有大脑颞叶脓肿和小脑脓肿。这种并发症是很严重的，如不及时抢救治疗，可因脑疝形成或脓肿破入脑室，引起脑室炎和暴发性弥散性脑膜炎而死亡。

随着医疗条件的改善，化脓性中耳炎获得早期治疗，这类并发症已大为减少，但在边远和农村地区仍有发生，不可等闲视之。不过只要及早手术，预防为主，不必过于担心。

患单侧中耳炎会影响对侧耳朵吗

不少单侧中耳炎病人比较关心的是，病侧会不会影响健耳。

从解剖上说，双侧中耳都通过咽鼓管与鼻咽腔相通，从这个意义上来说，双侧中耳可以说是相通的。但人的两耳并不直接相通，在一般情况下，咽鼓管是关闭的，只有在吞咽、张大口等动作时才开放，此时外界空气与中耳内的空气相通，达到平衡中耳压力的目的。即使在鼓膜已经破裂的情况下，通过用嘴向外耳道吹气，气流也不可能通得过咽鼓管，更不可能达到对侧耳内。前文已谈过咽鼓管有保护功能，也就是说黏膜表面的皱襞具有活瓣作用，加上黏膜上皮的纤毛定向运动是从中耳朝向鼻咽，所以对阻止鼻咽部的液体、异物及感染病灶等进入鼓室有一定作用，能防止逆行感染。一侧中耳疾病通过开放的鼻咽腔影响到对侧的可能性是相当低的。

从发病率上看，绝大多数中耳炎病人单侧患病，双耳患病的是少数。那些双耳患病的病人中，主要是同样的病变同时影响到双耳，不是一侧影响另一侧。例如，腺样体肥大，可以同时引起双侧咽鼓管阻塞，导致双耳的分泌性中耳炎，病原体也可能先后或者同时分别通过咽鼓管途径导致双侧急性或者慢性化脓性中耳炎。

化脓性中耳炎对小儿有哪些危害

化脓性中耳炎不仅会破坏听力，而且会引起一系列的颅内、颅外的并发症，甚至危及生命。

急性化脓性中耳炎可能导致鼓膜穿孔和中耳内的结构损害，严重时会发生听骨链中断或固定，严重地影响听力。如果不及时治疗或治疗不彻底，易于转化为慢性化脓性中耳炎。感染向内耳发展，对迷路和听神经产生损害，导致感音神经性聋的发生和眩晕的发作。婴幼儿时期发生两侧性中耳炎，如治疗不及时或不彻底，最终可导致聋哑。

由于化脓性中耳炎的炎症及毒素的影响，或化脓发炎后发生腐骨压迫经过的面神经，或因面神经骨管缺损，因而往往会造成面瘫，使患侧面肌运动丧失，出现不能提额、皱眉，闭眼不拢，哭笑失常，口歪向健侧，咀嚼食物易存于病侧齿颊间等表现，给患儿造成极大的痛苦，同时也严重影响面容。

小儿中耳乳突的骨质尚处于发育成熟阶段，患急性化脓性中耳炎时全身抵抗力降低，危害性更大，有可能发生脑膜炎、脑脓肿、乙状窦血栓性静脉炎等致命性并发症。化脓性中耳炎患儿如果耳流脓突然减少或停止，并有剧烈的头痛、耳痛、畏寒、发热、头晕、恶心、呕吐、神志改变等，都是危险的信号，应立即去医院诊治。

医生对中耳炎病人会进行哪些诊断治疗

姓名 Name ______ 性别 Sex ______ 年龄 Age ______

住址 Address ______

电话 Tel ______

住院号 Hospitalization Number ______

X 线号 X-ray Number ______

CT 或 MRI 号 CT or MRI Number ______

药物过敏史 History of Drug Allergy ______

患了中耳炎为什么应到正规医院去诊疗

中耳炎是常见病和多发病，如不及时治疗可引起严重并发症，长期慢性化脓性中耳炎还可能诱发中耳癌。因此，患中耳炎后应及时到正规医院的耳鼻咽喉科就诊、治疗，千万不要让游医或江湖医生治疗。

常可见到游医或江湖郎中治疗慢性化脓性中耳炎时，向耳内吹入粉剂，这些粉剂在耳道内与脓性分泌物混合形成块状物，阻塞外耳道，影响中耳腔内的脓液引流，似乎暂时干耳，但使脓性分泌物沿骨质缺损区或其他薄弱区向颅区、外扩展。还有应用的粉剂中含有砒霜等强烈腐蚀性的化学物质，用后造成严重的骨质破坏，腐蚀中耳结构及面神经，导致耳聋加重并造成不可恢复的面瘫。

中耳炎并不是什么疑难杂症，现代医学已经形成了一套比较完善的诊疗规范，也并不是所有的中耳炎都需要手术治疗。所有的中耳炎病人都珍惜自己的健康，审慎求医，正规诊疗。

分泌性中耳炎为什么要早治

分泌性中耳炎治疗效果取决于治疗的时机，及早发现，及早治疗鼻部、咽部炎症，同时进行咽鼓管吹张、鼓膜穿刺抽液等治疗，分泌性中耳炎可治愈。对顽固病例需进行鼓膜置管治疗，同时要注意是否有增殖体肥大，必要时须手术刮除肥大的增殖体。病程较长者，常发生鼓膜增厚，失去正常光泽，并可有乳白色的斑块，常称之为“石灰沉着”，为硬化组织。斑块多者，常表示中耳鼓室里也有硬化组织，这些硬化组织影响鼓膜振动，并使听骨链僵硬，从而影响声音的传导，引起耳聋。另外，长期中耳积液和中耳负压可使鼓膜萎缩变薄，内陷粘连，甚至继发胆脂瘤。发生以上情况，需进行手术治疗。

分泌性中耳炎应怎样治疗

分泌性中耳炎的治疗主要为改善中耳通气、清除中耳积液及病因治疗。

① 改善中耳通气：宜保持鼻腔及咽鼓管咽口通畅。可用1%麻黄碱（麻黄素）滴鼻，或用含有皮质激素的滴鼻剂或者喷剂；也可多做吞咽等动作或者在急性炎症控制后采用捏鼻鼓气法自我吹张；到医院行鼓膜按摩术、波氏球吹张法或导管吹张法进行咽鼓管吹张。有些医生喜欢经导管向咽鼓管咽口吹入泼尼松龙（强的松龙）等类固醇激素药液以减轻局部水肿。

② 清除中耳积液：a. 吹张效果不佳或者积液量比较多，可穿刺抽液；或于抽液后注入地塞米松或者黏液溶解药物如糜蛋白酶等（图20）。b. 鼓膜切开术：若积液黏稠，抽液无效者可做鼓膜切开术。鼓膜切开后，吸尽鼓室内积液；积液黏稠者，也可用玻璃酸酶（透明质酸酶）溶于生理盐水中注入鼓室（图21）。c. 鼓膜置管术：如经抽液或注入酶制剂、激素等无效，可做鼓膜置管术，经鼓膜留置通气管。此外，红外线及微波、短波透热治疗可改善中耳血液循环，促进积液吸收。

③ 对因治疗：应积极治疗鼻咽及鼻腔疾病，特别是腺样体肥大者，可切除增殖体。根据分泌性中耳炎可能为低毒病原感染的理论，在急性期，可选择抗生素控制感染，同时可短期口服泼尼松（强的松）或地塞米松等皮质激素。

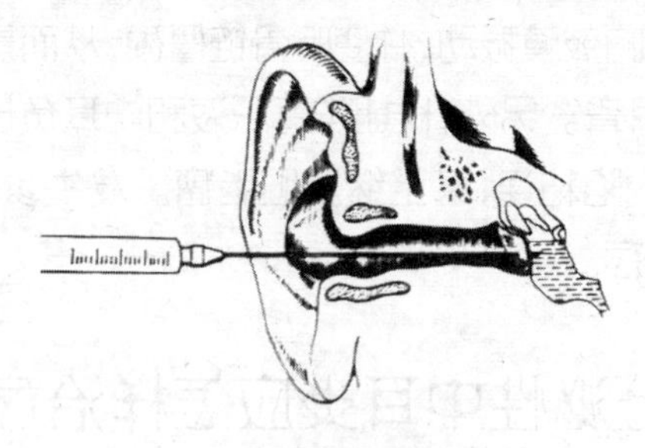

图20　鼓膜穿刺

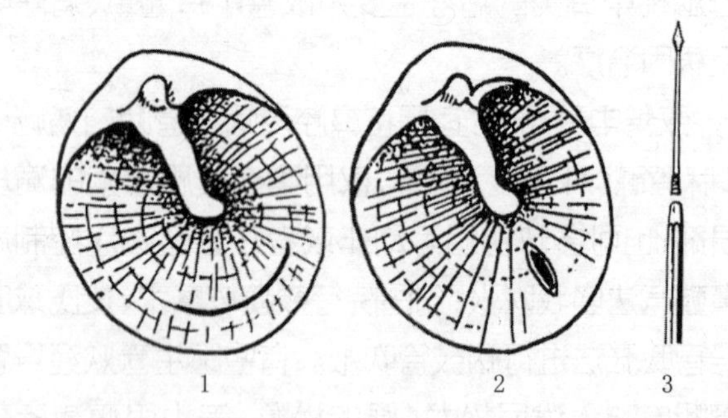

图21　鼓膜切开

咽鼓管吹张应怎样进行

咽鼓管吹张是将空气经咽鼓管吹入中耳，恢复中耳与外界气压的平衡，并将中耳的积液经咽鼓管挤压出来。除了通气和排液，还可以通过听诊管评估咽鼓管的通畅程度。也就是说咽鼓管吹张有诊断和治疗的双重作用。

咽鼓管吹张的方法有3种：

① 捏鼻鼓气法：先清除鼻涕，病人自己捏住鼻子，闭口鼓气入鼻咽，迫使空气入咽鼓管至中耳。

② 波氏球吹张法：一般由医生进行操作，嘱病人清除鼻涕后，含水一口，将波氏球（带有橄榄头的橡皮球）上的

橄榄头插入一侧鼻孔使不漏气，捏闭另一侧鼻孔，嘱病人咽水的同时医生迅速紧捏波氏球，此时软腭上抬，鼻咽腔闭合，球内的气体能经鼻腔压入咽鼓管至中耳（图 22）。

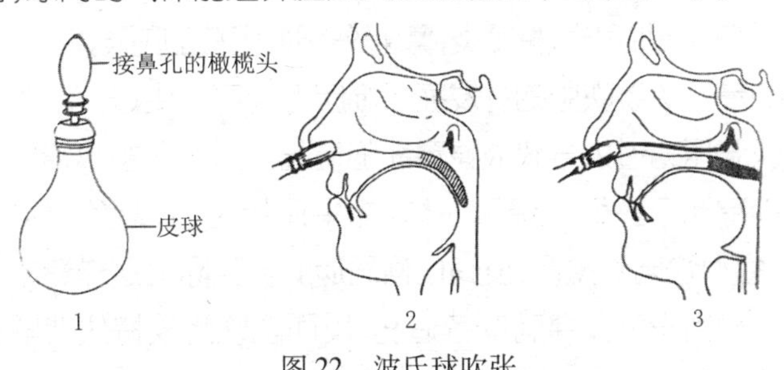

图 22　波氏球吹张

③ 导管吹张：操作前先清除受试者鼻腔及鼻咽部的分泌物，鼻腔黏膜以 1％麻黄碱（麻黄素）和 1％丁卡因（地卡因）收缩、麻醉，患侧耳道塞上听诊管与医生的耳道相连，以便医生能够通过听诊确定导管是不是就位，并判断咽鼓管的功能状态。医生将前端弯曲的咽鼓管吹张导管沿鼻腔缓缓送入鼻咽部，并将原向下的导管口向受检侧旋转 90 度，凭借手感和听诊导入咽鼓管咽口，用橡皮球向导管内鼓气。注意鼓气要适当，避免压力过大将鼓膜吹破（图 23）。

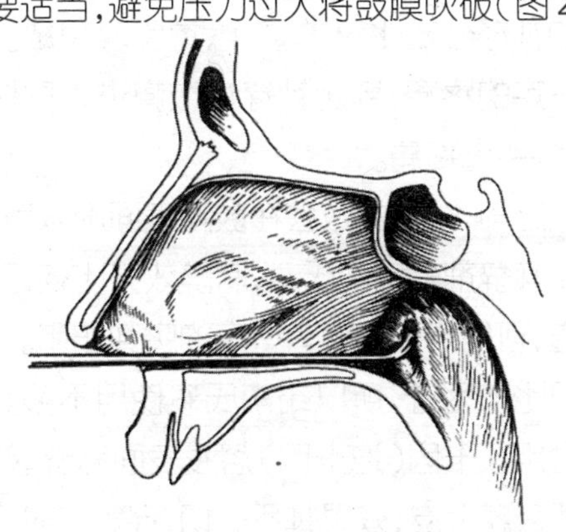

图 23　导管吹张法

在操作过程中,病人可能感觉到鼻腔有些不适。一旦导管就位,如果咽鼓管尚通畅,吹入气体的时候病人可以听到耳内各种不同的声音,甚至感到鼓膜被向外吹起,听到鼓膜的振动声。在患急性鼻炎、鼻窦炎,鼻涕较多时,应禁止吹张。

最后谈谈吹张的并发症。临床上确实发生过一些咽鼓管吹张压力过大导致鼓膜穿孔的情况。然而在多数情况下这种穿孔与外伤性穿孔一样,如果保持干洁,避免继发感染,会很快自然愈合,没有任何后遗症。实际上这样造成的穿孔相当于鼓膜穿刺或者造孔,反而能够比较持久地解决症状。所以尽管强调咽鼓管吹张时要控制压以避免鼓膜穿孔,但一旦发生也无需过度紧张。

鼓膜穿刺或者切开痛吗

鼓膜穿刺或者切开在治疗中耳积液中很常用。初次就诊的病人会比较紧张,在鼓膜上打一个洞啊,会不会聋?会不会痛?对于会不会聋,已经在前面专题谈过这个问题了,下面谈谈疼痛的问题。

鼓膜的神经分布比较丰富,感觉比较灵敏。做鼓膜穿刺会感到一定的疼痛,穿刺针穿过鼓膜进入同样比较敏感的鼓室,也会引起疼痛。

在操作之前,医生多数会在鼓膜表面施以表面麻醉剂。经典的鼓膜麻醉剂是布南氏液,麻醉效果比较肯定,不过有些文献报道,可能对于鼓膜有一定的腐蚀作用。另外,目前其原料来源比较困难,所以布南氏液使用不多。比较多的医生可能会用丁卡因(地卡因)溶液表面麻醉鼓膜,但实际上难以穿透鼓膜上皮,效果并不确切,穿刺的时候还是会感觉到疼痛。采用耳道四点注射麻醉的方式效果很确切,鼓膜切开或者置管时可以考虑，而鼓膜穿刺用时很短，多数医生不愿采用这种麻醉方式。

综上所述，当前多数情况下，鼓膜穿刺还是会引起病人的疼痛，好在鼓膜穿刺操作比较迅速，类似于局部注射，绝大多数病人都能耐受。如果病人非常紧张，可以考虑表面麻醉之外的镇痛方式。不过需要提醒病人的是，感到疼痛时，不要乱动，特别是不要用手推搡医生，以免导致额外的损伤。

患分泌性中耳炎为什么要切开鼓膜放中耳通气管

改善中耳通气是治疗中耳炎特别是分泌性中耳炎的关键措施。即使咽鼓管并未阻塞，咽鼓管吹张法对慢性分泌性中耳炎的病人疗效也不佳。据报道，咽鼓管通气后鼓膜隆起平均仅 50 分钟，以后又回到原来水平。对于部分咽鼓管阻塞的病人，根本无法行咽鼓管吹张。鼓膜穿刺及切开不能彻底改善中耳病状，80％的患儿经鼓膜穿刺后平均不到 1 周即愈合，切开最多也只能维持 2 周。在这段时间内中耳病变尚未恢复正常，因此，对黏稠分泌物不易抽出者或反复穿刺无效者应进行鼓膜切开放置中耳通气管（鼓膜置管术）。

鼓膜置管术可长期保持中耳腔与外界气压平衡，使液体不断流出，减少杯状细胞和腺体的增生，鼓室内黏膜上皮逐渐恢复正常，腺体分泌减少，纤毛活动恢复正常，从而减少中耳积液的复发，故为目前治疗中的最佳选择（图 24）。

鼓膜麻醉后，在鼓膜前下象限切开置入通气管。有的通气管有内外两个凸缘，内缘可以防止通气管过早排出，外缘可避免通气管落入中耳。

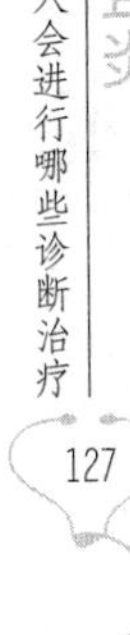

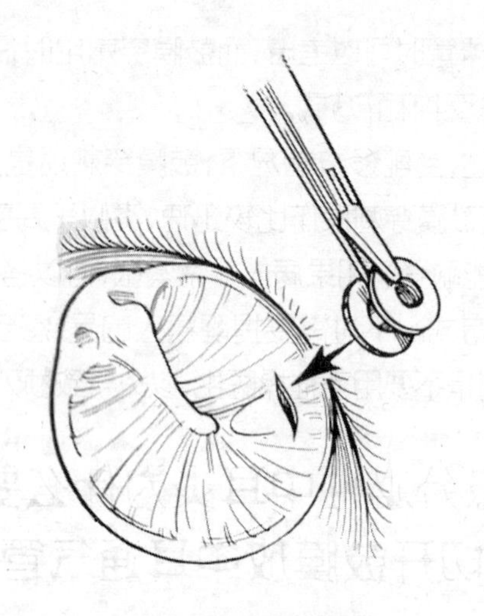

图 24 鼓膜置管

通气管的大小及材料选择以病情而定。若积液为稀薄、鼓膜近于萎缩、鼓室腔变狭，应选用一端为斜面的“T”字形通气管。若积液黏稠、鼓室腔较宽，可选用管径较粗的纽扣式通气管。通气管材料多用聚乙烯或硅胶，如何选择根据病情决定。

一般置入通气管后半年，中耳黏膜病变可恢复正常，因此，可于半年后取出通气管。

鼓膜置管术有哪些注意事项

千万不要认为鼓膜置管后可以万事大吉。鼓膜置管使中耳腔向外耳道开放，成为新的通气道，同时也为外界污物进入中耳腔大开方便之门。因此，要注意以下几点：a. 带管期间，严禁游泳或耳内进水。b. 术后常规短期应用抗生素。c. 定期检查，以防通气管堵塞或脱落。

置放中耳通气管有危险吗

中耳通气管通常置放在鼓膜的前下方，在显微镜或耳内镜下进行。正常情况下鼓膜的前下方内侧的鼓室内无重要结构，不会损伤鼓室内的听骨链等重要结构，因此置放中耳通气管一般无危险性。为了安全起见，可在术前行中耳CT检查，以了解中耳腔内有无解剖异常或者其他病变，如颈动脉管骨裂缺损、面神经低位或颈静脉球高位等。

置放中耳通气管后，少数病人可出现鼓膜穿孔不愈，通气管肉芽肿，通气管落入中耳腔，甚至发生中耳感染。

取出通气管后2~3周，鼓膜上遗留的小孔可自然愈合，个别病人鼓膜上的小孔不愈合，造成持久性鼓膜穿孔不愈，此时常需手术修补。通气管肉芽肿是由于通气管刺激鼓膜而生长的肉芽组织，可阻塞或包裹通气管。通气管落入中耳腔多由于鼓膜切开口过大所致，若不能从切口取出，需手术取出。若置入通气管后护理不当，可引起中耳感染，引起化脓性中耳炎。

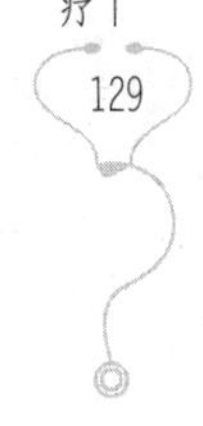

患分泌性中耳炎时应怎样刮除肥大的腺样体

腺样体肥大的治疗方法，对于轻度的患儿，可以通过鼻腔局部用减充血剂或者皮质激素等药物保守治疗；对于比较严重的病例可以手术切除腺样体，也可同时切除腭扁桃体。

传统的手术方式主要通过刮匙或者特制的腺样体切除盒刀盲视或者触诊下切除肥大的腺样体。由于担心切除过多导致术后出血或者损伤鼻咽两侧的咽鼓管开口,手术相对保守,有一定的复发率,对于咽鼓管附近的淋巴组织保留较多。近年来推荐在鼻内镜明视下通过特制的切割吸引器切除,切除比较彻底。对于阻塞咽鼓管的淋巴组织也能够在不损及咽鼓管圆枕的情况下足量切除,术后效果更好。此外,还有等离子等多种治疗方法。

航空性中耳炎应怎样治疗

航空性中耳炎多数可以预防,一旦发生航空性中耳炎,治疗越早,效果越好,所需的方法也越简单。

治疗的目的是解除咽鼓管阻塞,使鼓膜内外压力重新获得平衡。具体治疗方法有:

① 鼻内应用减充血剂,如1%麻黄碱(麻黄素)。

② 反复咽鼓管吹张,捏鼻鼓气自行吹张或应用波氏球或者导管吹张。

③ 如有鼓室积液或出血,可行鼓膜穿刺抽液,或鼓膜切开术排除鼓室积液或积血。

在咽鼓管功能恢复之前禁止再次乘坐飞机。

粘连性中耳炎应怎样防治

目前对该病无理想的治疗方法,重在早期治疗和预防。

① 积极预防和治疗病因,防止纤维性粘连:增殖体肥大或鼻部炎症妨碍咽鼓管功能时,应及早治疗。对儿童应定期做听力检查,及时发现分泌性中耳炎并及时治疗。中耳积液应及时做咽鼓管吹张、鼓膜穿刺或鼓膜切开,排出中耳积液,必要时可以留置通气管。急性化脓性中耳炎时,抗

生素的剂量要充足，用药时间于症状消退后不得少于5日。过早停药，容易复发或转为黏液性中耳炎，同时用1%麻黄碱（麻黄素）或其他能减轻鼻腔黏膜充血的药物滴鼻，减轻咽鼓管肿胀，恢复其功能。化脓性中耳炎鼓膜饱满外凸，及时进行鼓膜切开，引流脓液。

② 手术治疗：粘连形成后，治疗困难，目前手术效果并不理想。手术后易再次发生粘连，对听力的恢复效果难预料。为防止再度粘连，可在鼓室内留置硅胶或聚四氟乙烯薄膜，半年后再进行二期手术取出，进行听骨链成形，如赝复物代替或听骨移植，也可试行开窗术治疗。总之疗效不确切。

③ 听骨链广泛固定时，对于手术效果不好的病人可验配助听器。

急性化脓性中耳炎的X线片有何特点

随着医疗水平和影像技术的高速发展，各种投照方式的耳部平片已经基本上淡出临床。鉴于各地医疗水平发展不平衡，有必要简要介绍一下化脓性中耳炎的X线片特点：急性化脓性中耳炎早期，乳突气房内黏膜充血肿胀，X线片上呈现模糊影像，但房隔结构仍可见。化脓期气房内有脓液积聚，致乳突内密度明显增高，常伴房隔破坏，可融合成一透明空腔。

慢性化脓性中耳炎的X线片有何特点

中耳慢性炎症使乳突骨质增生，气房间隔增厚，X线片上呈现一片骨质硬化的致密影。有时可见气房间隔破坏后形成的透亮区,其中为肉芽组织。胆脂瘤的 X 线征象为圆形的透亮区,有光滑的硬化边缘。

慢性化脓性中耳炎的诊断标准是什么

慢性化脓性中耳炎的诊断标准是:

① 持久性鼓膜穿孔。

② 传导性听力减退。

③ 持续或反复耳流脓。

④ 病程在 3 个月以上。

慢性化脓性中耳炎应如何鉴别

慢性化脓性中耳炎应与下列其他常见耳病予以鉴别:

① 慢性外耳道炎:特别是有肉芽组织时应该与慢性化脓性中耳炎相鉴别。慢性外耳道炎的分泌物多为纯脓性,无黏液,鼓膜正常,听力一般不受影响。当肉芽组织阻塞了外耳道看不清鼓膜时,应钳取肉芽组织做组织病理学检查。

② 慢性肉芽性鼓膜炎:病人常有耳流脓病史,外耳道可见少量分泌物,无特殊气味,可有听力减退,一般无耳痛。鼓膜局限性或弥散性充血、混浊、增厚。鼓膜表面有多个颗粒状小肉芽组织或浅表溃疡,鼓气耳镜可见鼓膜活动良好,无穿孔。CT 检查乳突正常。

③ 中耳结核:多见于儿童,多继发于肺结核或其他部位的结核病变。初发时大多数病人无明显的自觉症状。有

时毫无任何先兆突然耳内流脓，呈稀薄臭脓，听力明显减退。鼓膜病变由多发性小穿孔迅速发展成大穿孔，周围无明显炎症反应，鼓室黏膜较苍白，可见苍白的肉芽组织。CT 显示骨质破坏，形成空洞或有死骨形成。分泌物涂片、结核杆菌培养或动物接种检查，早期可得阳性结果。取肉芽组织做活检可明确诊断。

④ 中耳恶性肿瘤：中耳癌分泌物中常混有血液是其特点，有时为鲜血，其脓特臭。耳痛可为肿瘤压迫或骨质破坏所致，呈跳动性疼痛，可向面、颞、乳突、枕部放射，夜间加重而影响睡眠。其“肉芽”面不光滑，质脆而且易出血，切除后可再生。晚期有面瘫及脑神经受侵犯。影像学检查有明显乳突骨质破坏，最后确诊主要依靠病理检查。

中耳炎常用哪些药物

急性中耳炎以全身用药和局部用药结合为主，慢性中耳炎以局部用药为主。

全身用药主要包括口服或者肌肉、静脉用抗生素，局部用药包括清洗脓液的药物和消炎杀菌类药物（详见滴耳剂介绍）及收缩鼻腔、开放咽鼓管类药物（常用麻黄碱类药物）。分泌性中耳炎还可用黏液促排药物（仙璐贝、标准桃金娘油（吉诺通）或者氨溴索等）。

中耳炎全身用药是口服好还是打针好

中耳炎治疗时全身用药的给药方式并无定论，给药途径的决定因素比较多，需要综合考虑。

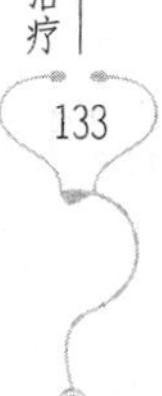

有些药物本身只有单一的给药方式，如青霉素（青霉素G）口服无效，只能采用肌内或者静脉方式，如果用量比较大，不能采用肌内注射。青霉素（青霉素G）刚问世，细菌耐药现象不多，用量也比较小，所以肌内注射足够使用；现在青霉素（青霉素G）的使用剂量比较大，应考虑静脉使用。中耳炎产生颅内并发症等严重感染时需要使用大剂量药物，还需要快速生效，多考虑静脉输液治疗。如果病人胃肠道功能障碍，无法吸收，不能采用口服给药方式。但是，总体上来说能够选择口服给药途径的，还是应该首先考虑口服。

病人有时候有一种感觉，打针比吃药好，吊水最好、最快。这种想法并不正确。有些学者把这种现象称为"注射崇拜"，有一个很有趣的例子可以说明这种观点的荒谬。以前非洲土著觉得西方医生手中的注射器像巫师的魔杖，疗效并不取决于药物。医疗队的药品用光了，当地人强烈要求医生注射生理盐水治病，他们就是相信打针，对于用什么药物却并不在意。

滥用注射不但浪费了大量医疗资源，给病人也带来沉重的经济负担和不便，注射尽管相对安全，但是相对于口服给药途径来说，还会引起一些相关的并发症。奉劝那些迷信注射的病人，尊重科学，不要动不动要求医生给自己"打针"、"挂水"。

中耳炎治疗有哪些常用滴耳剂

下面简要介绍临床上治疗中耳炎的常用滴耳剂及其作用、用途、用法和注意事项。

① 1%~2%酚甘油：具有杀菌、止痛和消肿的作用，适用于急性化脓性中耳炎鼓膜未穿孔时。用法：滴耳，每日3次，每次每侧3~4滴。

② 3%过氧化氢（双氧水）：具有清洁、消毒和除臭作用，适用于耳流脓的急、慢性化脓性中耳炎滴药前，用于清洁外耳道。用法：滴耳，每次5~10滴，或洗耳，数分钟后用棉签拭净外耳道内的分泌物，再滴入其他滴耳剂。

③ 0.25%氯霉素/0.25%氯霉素可的松液：具有广谱抗菌作用，适用于急、慢性化脓性中耳炎。用法：滴耳，每日3次，每次每侧3~4滴。

④ 1.25%氯霉素甘油滴耳液：具有广谱抗菌作用和消除中耳黏膜肿胀的作用，适用于慢性化脓性中耳炎大穿孔者。用法：滴耳，每日3次，每次每侧3~4滴。

⑤ 4%硼酸乙醇（硼酸酒精）滴耳液：含有硼酸和乙醇，具有杀菌、消毒、收干作用。用法：滴耳，每日3次，每次每侧3~4滴。在滴耳时可有短时间刺痛感，应向病人说明。

⑥ 国产氧氟沙星滴耳液（进口泰利必妥滴耳液）：为0.3%的氧氟沙星（泰利必妥）溶液，具有广谱和较强的抗菌作用，适用于急、慢性化脓性中耳炎。用法：滴耳，每日3次，每次每侧3~4滴。

⑦ 左氧氟沙星滴耳液：是氧氟沙星（泰利必妥）的左旋光学异构体，是氧氟沙星（泰利必妥）的活性部分，其抗菌活性是氧氟沙星（泰利必妥）的两倍。作用、用途和方法基本同氧氟沙星（泰利必妥）滴耳液。

一般说来，水溶性滴耳剂便于使用，药液也容易散开、接触面广、效果好。如果咽鼓管没被阻塞，耳滴药后咽部有进入药液的感觉。抗生素水溶液或抗生素与糖皮质激素类药物混合液,用于鼓室黏膜充血、水肿,以及分泌物以脓为主者。近来使用氧氟沙星(泰利必妥)、左氧氟沙星滴耳液取得良好的效果。另外,有一些对内耳有毒性作用的抗生素,如链霉素、庆大霉素、卡那霉素,新霉素等配制的滴耳药液,有的能吸收或渗入内耳,可造成不可恢复的感音神经性聋,应该尽量避免使用。乙醇或甘油制剂适用于鼓室黏膜炎症逐渐消退、脓液减少、中耳潮湿者。

总之,脓多时用水剂,脓少时用乙醇或甘油制剂。

为什么外耳道内不宜使用粉剂药物

表面上看,粉剂可以吸收水分,似乎对于加速干耳有好处,确实有些病人觉得使用粉剂之后流脓减少,但是很可能埋下隐患。慢性化脓性中耳炎,尤其是活动期,外耳道及鼓室内常有脓性分泌物,应用粉剂药物后,常与脓性分泌物在外耳道内混合形成硬块,阻塞外耳道,妨碍了鼓室内脓性分泌物的引流,不利于治疗。而且脓性分泌物在鼓室内蓄积到一定压力后,可向颅内发展,引起严重的颅内并发症。

因此,慢性化脓性中耳炎外耳道内不宜使用粉剂药物。如用散剂治疗中耳炎,应注意以下几点:

① 所用的散剂,应仔细研磨、过筛,使粉粒达到非常细小而均匀,便于喷或吹入耳内。

② 对鼓膜穿孔小的化脓性中耳炎,不应采用散剂治疗,药粉也不易进入鼓室。

③ 急性化脓性中耳炎初期,脓液黏稠比较多,这时最好不要用散剂,以防结成硬块阻塞穿孔,影响引流。

④ 鼓膜穿孔较大的化脓性中耳炎,用3%过氧化氢

（双氧水）清洗出脓液后，可用小管轻吹，将少量药粉薄薄吹入耳内，使药物进入外耳道深处或者经由鼓膜穿孔进入中耳。

⑤ 每次吹粉前应将脓液和残余药粉清除干净，否则残余药粉和脓液结块，影响疗效和引流。

双氧水洗耳会侵入脑子里去吗

耳科医生经常给中耳炎病人3%双氧水，让病人用来洗耳，很多病人拿着一大瓶澄清的液体不知道干什么用和怎么用，有些甚至担心双氧水流到大脑里有危险。

双氧水的规范中文名称为过氧化氢（H_2O_2）水溶液，外观为无色透明液体，有微弱的特殊气味。医学上常用双氧水来清洗创口和局部抗菌。市售的双氧水浓度为30%，有漂白作用和腐蚀性，医用的双氧水浓度仅为3%。能够抗菌特别是杀灭厌氧菌，如破伤风。

过氧化氢（双氧水）很不稳定，会分解成水+氧气，正常存放时这个过程比较慢。人体组织液中含有的过氧化氢（双氧水）酶，可以分解过氧化氢（双氧水）。当双氧水与皮肤、黏膜伤口、脓液或污物相遇时会加速分解生成氧（相当快），会看到大量的白色细小的气泡冒出来。这种尚未结合成氧分子的氧原子，具有很强的氧化能力，与细菌接触时，能破坏细菌菌体，杀死细菌特别是厌氧菌。杀灭细菌后剩余的物质是无任何毒害、无任何刺激作用的水，不会形成二次污染。因此，双氧水是伤口消毒理想的消毒剂，但不能用浓度大的双氧水进行伤口消毒，以防灼伤皮肤及患处。

如上所述，过氧化氢（双氧水）久置会逐渐分解失效。

如清洗时泡沫很少或者消失，应该重新购置，免得影响疗效。双氧水价格便宜，无需顾虑。”

如果中耳炎病变产生的脓液非常多或者异常黏稠，局部滴耳液无法进入中耳腔起到杀菌消炎的作用，而且脓液也成为细菌的良好培养基，这时需要用过氧化氢（双氧水）清洗耳道和中耳。具体方法：经耳道灌入足量的过氧化氢（双氧水），此时过氧化氢（双氧水）与脓液污物接触后产生大量的小气泡，容易呈现雪白的外观，并溢出外耳道，可以用纸巾擦去溢出的液体。等到耳内气泡产生的声音消失，可以倒出耳内残余的水，同时也将脓液一并洗出，可以重复冲洗，随后用棉签将耳道擦干，再滴入治疗用的抗菌药物滴耳液。

中耳炎局部使用抗生素算不算抗生素滥用

尽管长期以来关于局部应用抗生素这一投药方法一直存在较多争议，但抗生素局部在治疗细菌性外耳道炎和中耳炎等疾病中已经运用了多年，并且耳科医生目前仍然广泛使用抗生素滴耳液。中耳炎病人普遍使用抗生素滴耳液，中耳手术之后，术腔中也常规填塞抗生素油纱条。

鉴于抗生素存在滥用的现状，2004 年，卫生部、国家中医药管理局、总后卫生部公布了《抗菌药物临床应用指导原则》，其中建议：“抗菌药物的局部应用宜尽量避免：皮肤黏膜局部应用抗菌药物后，很少被吸收，在感染部位不能达到有效浓度，反易引起过敏反应或导致耐药菌产生”，不过指导原则中补充说明：“抗菌药物的局部应用只限于少数情况，例如全身给药后在感染部位难以达到治疗浓度时可加用局部给药作为辅助治疗……某些皮肤表层及口腔、阴道等黏膜表面的感染可采用抗菌药物局部应用或外用，但应避免将主要供全身应用的品种作局部用药，局部用药宜采用刺激性小，不易吸收，不易导致耐药性和不易致过敏反应的杀菌剂，青霉素（青霉素G）类、头孢菌素类等易产生过敏反应的药物不可局部应用。氨基糖苷类等耳毒性药不可局部滴耳。"

对于局限性的软组织感染，由于全身应用抗生素有费用高、全身不良反应多、且很难达到并维持局部抗炎灭菌所需的高浓度等不足，使人们自然想到了局部应用抗生素。局部应用抗生素不通过打针、吃药等方式，而是将抗生素直接用于需要部位而起作用。由于局部应用抗生素的方法简便、安全且行之有效，一直用于治疗局限性软组织感染。

局部应用抗生素的优点：a. 可以准确地在所需部位投药，并形成几十甚至几百倍于全身应用抗生素时的药物浓度。b. 可以在局部迅速达到峰值药物浓度并长时间维持。c. 虽然局部药物浓度极高，但用药总量及进入血液循环的药量少于全身用药，因而不会对全身重要脏器产生不良反应。d. 当局部发生软组织感染时或行手术清创后，由于机体的自然防御机制，这一区域血供缺乏，而局部应用抗生素可以直接作用于病变部位，不需血液将药物携带至这一区域，因此病变局部的缺血不致影响疗效。

当然除了过敏和耐药之外，由于局部药物浓度过高，对于软组织特别是神经组织有明显损害，这也是耳毒性抗生素绝对禁忌直接用于耳部抗感染的原因。

氧氟沙星（泰利必妥）滴耳液有哪些优点

与各种眼药水相比，滴耳液品种相对比较单一，这与人们对于耳科疾病重视程度不够有关，耳毒性药物不能做成滴耳剂也限制了品种范围。

喹诺酮类抗菌药是指近年来迅速发展起来人工合成的一类抗菌药物，具有抗菌谱广、抗菌力强、结构简单、给药方便，与其他常用抗菌药物无交叉耐药性，合成方法生产、疗效价格比高等优势，越来越受到重视，成为应用的热点药品，其中氟喹诺酮（第三代）已逐渐成为该类药物的主流。

目前临床上比较常用的主要为氧氟沙星滴耳液（进口产品为泰利必妥滴耳液）。氧氟沙星（泰利必妥）具广谱抗菌作用，尤其对需氧革兰阴性杆菌的抗菌活性高，常对多重耐药菌也具有抗菌活性。

喹诺酮类药物对儿童骨骼有影响，一般不全身应用。但根据文献报道，小儿病人在中耳腔内一次耳浴 0.3%的氧氟沙星（泰利必妥）水溶液 5 滴，120 分钟后血清中浓度较低，所以儿童可以局部使用氧氟沙星（泰利必妥）滴耳液。

为什么有些医生建议病人用眼药水滴耳

有些医生会处方眼药水让中耳炎病人滴耳，病人追问时，医生会解释：“能够滴眼的药剂滴耳没有问题”。

严格说滴眼剂与滴耳剂的制剂要求并不相同，也不是能够滴眼的药物都能滴耳。

导致化脓性中耳炎的病原体呈现多样性，有时候属于混合感染，另外经过一定时间的治疗后可能产生耐药菌，所以不能采用单一的抗菌滴耳剂治疗。

目前市场上的滴耳剂品种单一，主要是氧氟沙星（泰利必妥）滴耳液，其他抗生素滴耳液多数是某些医院制剂室自行制备的，在不具备制剂条件或者制剂种类仍不够更换的情况下，医生不得以只能选择种类相对比较多的滴眼剂代替滴耳液。

需要注意的是，许多眼科抗生素制剂含有耳毒性的氨基苷类，用来滴耳可能经过穿孔的鼓膜进入中耳甚至通过窗膜进入内耳，产生毒性作用。尽管有时候不得不采用眼药水代替滴耳液，使用的时候还是应该特别注意。

酚甘油的作用和禁忌

苯酚（石炭酸）人们并不陌生。最古老的外科消毒技术便是喷洒苯酚（石炭酸），现在一些药皂里面还加入苯酚（石炭酸）或者甲基苯酚用来增加杀菌效果。另一方面，苯酚（石炭酸）稀溶液可使人体感觉神经末梢麻痹，产生局部麻醉作用，可止痒、止痛。

1%~2%酚甘油滴耳液又叫石炭酸甘油滴耳液，有消炎、止痛作用。仅用于鼓膜未穿孔前，穿孔后勿再用，该药遇脓液释放出石炭酸，可腐蚀鼓膜及中耳黏膜。一般只用3~5天，不宜久用。

5%苯酚（石炭酸）溶液用于无损伤的表皮会引起温暖和刺痛感，最后可导致局部完全麻醉，所以用在鼓膜穿刺或者切开的表面麻醉剂里面。超过5%溶液对暴露组织有较强刺激并可导致坏死，用于体表皮肤的水溶液浓度不宜超过2%。

硼酸乙醇（硼酸酒精）有哪些作用

临床常用2%~4%的硼酸乙醇（硼酸酒精）制剂治疗外

耳道炎和中耳炎，其作用机制是利用乙醇的杀菌消毒作用与硼酸的抑菌作用。硼酸抑菌作用不太强，但刺激性很小。硼酸乙醇（硼酸酒精）滴入外耳道后，乙醇起杀菌作用，乙醇挥发起到一定的收干作用，后硼酸遗留在外耳道内起抑菌作用。该药用于治疗慢性化脓性中耳炎主要是在脓液较少时滴耳，每日 3 次，希望进一步收干，达到彻底干耳的目的。

外耳道的皮肤比较娇嫩，中耳的黏膜更加敏感。因为是乙醇制剂，滴耳时可有短时间刺痛感，应向病人说明。

考虑到中耳内长期使用乙醇是否会产生耳毒性的问题，为了慎重起见，不建议硼酸乙醇（硼酸酒精）长期中耳内给药。

患中耳炎时为什么要用滴鼻剂

不少细心的中耳炎病人就诊配药之后，会询问医生，自己生的是中耳炎，为啥开滴鼻药水，是不是医生的笔误？回答是否定的。

上文已经谈过，急性中耳炎、分泌性中耳炎等多由于上呼吸道感染引起咽鼓管炎症所致。此时咽鼓管黏膜充血、水肿，功能受损，不能将中耳内的液体排至鼻咽部，影响中耳炎的恢复。针对这种发病机制，鼻部应用鼻减充血剂，如1%麻黄碱（麻黄素）可减轻咽鼓管咽口黏膜肿胀，改善中耳引流，促使中耳炎症早日消除。因此，急性中耳炎时常应用鼻减充血剂滴鼻，而分泌性中耳炎因鼓膜没有穿孔，滴耳剂无效，仅使用滴鼻剂。

应该提醒注意的是，有不少病人觉得外用药物并不入口,不太注意严格的消毒卫生。无论滴鼻还是滴耳,滴药前后应洗手,滴药瓶的尖嘴部不可接触耳、鼻部等患病部位,也不要和他人共用1支药,以免污染药液或互相传染。

麻黄碱(麻黄素)之类的鼻腔减充血剂如果持续使用,可能导致药物性鼻炎,表现为药物收缩血管的作用越来越差,这点在治疗慢性鼻炎的时候比较注意。一般认为麻黄碱(麻黄素)之类的血管收缩药物使用超过2周,可能导致药物性鼻炎。但是在治疗中耳炎的时候经常被医患双方忽略。

总之,在治疗中耳炎时使用鼻腔减充血剂,需要权衡利弊,斟酌疗程,否则可能耳朵的疾病没有康复,又导致鼻腔疾患。

小儿患急性中耳炎发热怎么办

导致小儿发热的疾病非常多,多见的疾病大部分属于内科范畴,不过小儿急性中耳炎也是比较常见的疾病,不应该忽视。相对于成人而言,小儿急性中耳炎的全身症状比较重,经常伴有发热等中毒症状。诊断疾病有点像在坐标系中寻找确定的点,需要纵横坐标轴定位,发热好比是横坐标,其他伴随症状便是纵坐标,只有综合考虑两者,才能找到确切的病因。

小儿感冒后出现发热伴随耳痛、听力下降、耳流脓等症,应该考虑急性中耳炎的诊断,及时去医院就诊。专科体检时若见有鼓膜充血、膨隆,甚至耳道内出现脓性分泌物,应考虑为急性化脓性中耳炎。

该病一经确诊,应及时治疗,以免迁延转为慢性,或引

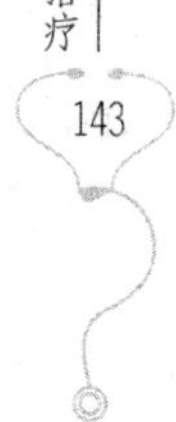

起化脓性脑膜炎等严重并发症。该病属化脓菌感染，临床治疗首先应及时给予有效的抗生素，其次应保持耳部清洁，及时清洗外耳道脓液，用各种消炎药水滴耳。洗耳药一般给予3%过氧化氢(双氧水)液。穿孔前可用酚甘油滴耳，穿孔流脓之后一般可酌选非耳毒性抗生素滴耳液等。

在治疗该病的同时，应注意清除耳周围的感染病灶，如鼻炎、扁桃体炎、鼻窦炎等。若患儿在病程中突然出现高热、寒战、抽风，应警惕急性化脓性脑膜炎。若该病历经3~4周仍不愈，身热不退，脓量多，耳后乳突红肿疼痛，甚至出现耳后脓肿，为并发急性乳突炎，必要时可行乳突凿开术。

另外，需要强调的是发热本身只是一种疾病的症状表现，并非单独疾病。关键的治疗方法是明确诊断，不是一味地强调退热。从机体的反应而言，适度的发热应该视为机体的有益反应，有利于缩短病程。当然过高的体温可能弊大于利，此时需对症退热处理。

患了中耳炎为什么不能乱用偏方

有些病人怀有“恐刀症”，听说中耳炎需要手术治疗心存恐惧，这是可以理解的。但病笃乱投医，盲信“一味偏方气死名医”，求助于各种来历不明的偏方，实在是不理智的做法。

治疗中耳流脓的局部用药确实很多，特别是我国历史上有不少的单方、验方。这不能一概否定，不过大浪淘沙，这些药物之所以没有被广泛使用，个别出于保密，绝大多数是效果不佳才濒临淘汰。不少中耳炎偏方采用中药粉剂，粉剂可能造成的危害前文已经叙述。民间还流传将某些动、植物烧成灰，吹入耳内，甚至还用纯枯矾粉或有毒的砒霜类中药撒入耳道内的治法，这些是危险的。必须指出，纯枯矾和砒霜是绝对禁止使用的，它们对外耳道皮肤有腐蚀作用，可使皮肤、鼓膜及黏膜坏死脱落。砒霜还能侵蚀骨质，损伤面神经，从而发生面瘫；破坏内耳，产生死骨，可引起全聋的后果。

化脓性中耳炎病人药物治疗后无好转怎么办

慢性化脓性中耳炎病人药物治疗后无好转，需要具体分析，针对原因分别处理。

① 用药不当或者用药方法不当：慢性化脓性中耳炎开始时用水剂，脓液少时，可更换为乙醇制剂，必要时还可以用少量粉剂，这样能有效地促进干耳。慢性化脓性中耳炎的用药方法不当，一是用药的时间不够长，二是用药的方法不得当。正确的滴耳药方法是在滴药前，一定要清洁耳道。滴耳剂的量，宁多勿少，有些病人比较节省，每次只滴一、二滴，这样大概只能湿润外耳道壁而已，根本无法到达深在的中耳腔，怎能发生疗效？

② 不是单纯型的中耳炎：慢性化脓性中耳炎可能伴有肉芽或者息肉形成甚至胆脂瘤形成，需要做手术治疗，光靠滴耳药很难奏效。

③ 周围的病灶未完全解除：如腺样体肥大、慢性鼻窦炎等原发病灶未得到有效的控制。“头痛医头”、“耳脓医耳”是缺乏整体观念的表现。

④ 用药后耳内流脓消失，但仍有听力下降：这时可以等干耳 2~3 个月后到医院行鼓室成形手术，以提高听力。

⑤ 另外,用药后的保健也非常重要,如避免感冒、禁止游泳、耳内不要进水等。

怎样治疗急性乳突炎

积极治疗急性化脓性中耳炎是预防急性乳突炎的关键。

鼓膜穿孔太小,脓液引流不畅或鼓膜迟迟不穿孔时,应及早做鼓膜切开术,促使脓液向外耳道引流,并用3%过氧化氢(双氧水)清洗中耳内的脓液,之后再局部滴用0.25%氯霉素、氧氟沙星(泰利必妥)等滴耳剂。

同时,全身应用足量抗生素或根据细菌培养和药敏试验的结果,选用敏感抗生素。

急性乳突炎经上述保守治疗不能控制病情或已经有乳突积脓时,应及早手术治疗(单纯乳突凿开术),切开乳突清理病变并进行充分引流。

急性化脓性中耳炎应怎样治疗

急性化脓性中耳炎的治疗原则是治疗病因,控制感染,保持耳引流通畅,促进干耳和恢复听力;注意休息,多饮水,早期正确、足量地使用抗生素,防止转为慢性化脓性中耳炎。早期正确的治疗急性化脓性中耳炎可以避免各种并发症及后遗症的发生。医生会根据疾病的临床分期,采取不同的治疗方法。

① 全身治疗:及早应用足量抗生素或其他抗菌药物控制感染,务求彻底治愈。一般可用青霉素(青霉素 G)类、头

孢菌素类等药物。如早期治疗及时得当，可防止鼓膜穿孔。穿孔后取脓液做细菌培养及药敏试验，参照其结果改用敏感的抗生素。抗生素需至少使用10天，症状消退后，还应继续治疗数日。过早停药，容易复发。全身症状重者给以补液等支持疗法。

② 局部治疗：a. 在咽鼓管阻塞期，鼻部用鼻减充血剂，如1%~2%麻黄碱(麻黄素)等，减轻咽鼓管口黏膜肿胀，改善中耳引流，促使中耳炎症早日恢复。b. 鼓膜充血、耳痛明显时(充血期)，可以用1%~2%酚甘油滴耳，每日3~4次，必要时可以服用止痛剂。c. 鼓室内脓液形成，鼓膜外凸时(化脓期)，或鼓膜穿孔太小，引起不畅，或有出现并发症的可能性时，应在无菌操作下施行鼓膜切开术，排出脓液，缓解疼痛，防止并发症。d. 鼓膜穿孔或鼓膜切开以后，禁用1%~2%酚甘油滴耳，应及时用3%过氧化氢(双氧水)清洗外耳道内的脓液，保证鼓室脓液引流通畅。脓液量多时用吸引器将脓吸干净，之后再局部滴用0.25%氯霉素、氧氟沙星(泰利必妥)滴耳剂等，每日3~4次。睡觉时患耳应朝下，以利脓液顺利排出。e. 恢复期，脓液减少，炎症逐渐消退时，可用0.3%硼酸甘油、0.3%硼酸乙醇(硼酸酒精)、0.5%氯霉素甘油等滴耳，便于消肿、干耳，促进鼓膜穿孔愈合。各期病人还可应用氦-氖激光、红外线等进行理疗，促进愈合。f. 炎症完全消退，穿孔多可自行愈合。若流脓已停止而鼓膜穿孔长期不愈合，可做鼓膜修补术。g. 病因治疗 积极治疗鼻部及咽部慢性疾病，如腺样体肥大、慢性鼻窦炎等。

急性化脓性中耳炎，通过及时治疗，鼓膜穿孔常可愈合，听力多可恢复正常。如治疗不及时、治疗方法不当，可形成鼓膜干性穿孔、粘连性中耳炎，或转为慢性化脓性中耳

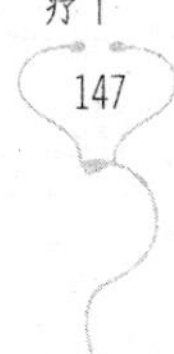

炎，或引起各种并发症、后遗症等。

小儿急性化脓性中耳炎为什么要进行鼓膜切开治疗

急性化脓性中耳炎鼓膜穿孔可视为中耳脓肿的自发破溃引流。

在小儿和少数成年人，由于其鼓膜较厚，不易发生穿孔或仅有极小的穿孔，中耳内积聚的脓液难以流出，所以压力增高引起剧烈的耳深部疼痛。进而对中耳腔内的听骨链、面神经等到组织产生严重的损害，导致听骨链中断、面瘫。中耳腔的脓液还可能流向耳后，或流入脑内，引起严重的耳后脓肿或瘘管形成，甚至导致化脓性脑炎、脑膜炎而死亡。由于中耳腔脓液引流不通畅，中耳炎恢复过程必然延长，因此对部分患急性化脓性中耳炎的小儿，适时进行鼓膜切开术可通畅引流，有利于炎症的迅速消散，全身和局部症状迅速减轻。炎症消退后鼓膜切口的愈合平整，瘢痕和粘连减少，缩短病程，减少痛苦，减轻中耳结构损害以及预防严重的并发症发生。何时行鼓膜切开术由医生依据病情决定。

随着医疗水平的提高，及时应用有效的抗生素，需进行鼓膜切开术者日渐减少，但这一治疗方法对部分病人仍有其不可替代的重要作用。

慢性化脓性中耳炎流脓不止怎么办

慢性化脓性中耳炎力求干耳，首先需要明确病变类型，而后才能给予相应的治疗。

① 慢性单纯化脓性中耳炎最为常见，开始时以非手术（保守）疗法为主，每日3次用3%过氧化氢（双氧水）清洁外耳道和中耳腔，然后用抗生素滴耳液滴耳，辅以口服或肌内注射抗生素即可。该病经过适当治疗，部分鼓膜穿孔可自行愈合，听力极少受影响。如“干耳”半年左右鼓膜穿孔仍未愈合，可考虑做鼓膜修补手术，以改善听力，减少复发。对少数顽固者，取中耳脓液做细菌培养和药物敏感性试验，以选择敏感抗生素局部全身用药。也可应用弱激光做中耳照射促进炎症消散，针对上呼吸道感染和慢性鼻病进行治疗，切断或减少感染源，提高机体抵抗力，多能控制耳流脓和反复发作，后再择期行鼓室成形术。

② 慢性化脓性中耳炎继发胆脂瘤或肉芽时，病变侵犯骨质，听骨链损害严重，常持续流脓，听力下降严重，易发生颅内、外并发症，危害极大。单靠药物治疗几乎无效，唯有尽早手术治疗。

儿童慢性化脓性中耳炎的治疗有哪些原则

慢性化脓性中耳炎患儿的治疗与对成人的治疗不尽相同，应注意下列治疗原则。

① 根据不同的类型采用不同的治疗方法。

② 中耳长期被慢性炎症刺激，局部纤维组织增生，全身用药很难通过血液循环到达中耳，因此应以局部治疗为主，全身治疗为辅。

③ 儿童慢性化脓性中耳炎容易引起并发症，必须积极治疗，密切观察。

④ 儿童慢性化脓性中耳炎局部滴药应在医生指导下

进行。儿童的中耳黏膜和外耳道皮肤细嫩，成人使用的药物不一定适用于儿童；而且不同的中耳炎用药也不一样。因此，不要随便用药，尤其是不要将成人的或治疗其他中耳炎的药物用于儿童。

慢性化脓性中耳炎都要手术治疗吗

慢性化脓性中耳炎病人由于在中耳腔内的感染灶未能清除，患耳仍将间歇性或持续性流脓，随着时间的推移，感染灶对周围组织的破坏逐渐加重，听力将继续下降，甚至出现脑脓肿和面瘫等并发症，即便经过漫长的过程最终自愈，也很可能留下听力障碍等后遗症。

原则上绝大多数的慢性化脓性中耳炎病人均需要手术治疗。临床医生一致倾向中耳胆脂瘤需尽早手术治疗。单纯型慢性中耳炎，极少有形成胆脂瘤的危险，可以视为“安全型”，经治疗后可以几年或持久不犯，偶尔发作一次，用些抗生素滴耳剂，数日后可以控制。但这一型病人如果久不自愈，也应手术治疗。通过手术可除炎症病灶，修补鼓膜，封闭了中耳腔，隔绝了经外耳道进入的感染源，可有效防止中耳炎的复发，同时使部分病人还能提高听力。

手术的目的是清除病灶，条件允许时重建听力结构，以提高听力。现代鼓室成形术治疗中耳炎是在显微镜下的精细操作，效果较传统手术大幅度提升，清除病变更彻底，干耳率高，特别是听力恢复较以往满意。当然这要求有良好的手术设备及具有熟练技能的耳科医生。优秀的耳科手术专家进行中耳炎手术，手术后不再流脓，并能提高听力，同时也可以有效地减少并发症的发生。

胆脂瘤型中耳炎为什么要早做手术

前文已经说过，胆脂瘤的命名，既不正确，也很正确。从本质而言只是炎症，从生物学行为而言酷似膨胀性生长的良性肿瘤，需要及早处理。

胆脂瘤好发部位是上鼓室和乳突，其周围又都是重要的器官，如大脑、小脑、大血管、面神经、听神经等。特别是接近颅腔，只有一层薄骨板相隔，随着胆脂瘤体积的不断增大，压力加大，压迫骨质被吸收。一旦骨壁穿破，脓液和细菌即可经此而进入颅内，发生严重的颅内并发症，如硬脑膜外脓肿、乙状窦血栓性静脉炎、化脓性脑膜炎、脑脓肿等。如果不及时处理，发展下去可危及生命。

患了胆脂瘤型中耳炎的病人，不论其胆脂瘤大小，等于在身体内埋了一颗定时炸弹，迟早会爆炸。所以医生对胆脂瘤形成的中耳炎病人，总是劝告其早做手术，清除病灶，防止并发症的发生。

单纯乳突凿开术是怎么一回事

在抗生素广泛应用的现代，急性乳突炎需做乳突手术的病人比较少见。

单纯乳突凿开术可以理解为中耳、乳突脓肿的“切开引流”，加速鼓窦、中耳腔炎症消退。一般有下列情况时可考虑施行单纯乳突凿开术：

① 急性化脓性中耳乳突炎：经广谱抗生素或鼓膜切开

术等治疗 3 周后，仍有耳流脓不止，耳深部或耳后疼痛，发热，乳突部压痛，影像学检查示乳突气房模糊，血象白细胞增高等，提示为急性乳突炎者。

② 急性化脓性中耳乳突炎：出现耳周围骨膜脓肿或面瘫等并发症者。

③ 急性化脓性中耳乳突炎：经治疗后症状明显减轻，数周后又出现耳痛，乳突部软组织红肿及有压痛，骨膜炎症，并有低热不退，X 线片或 CT 示乳突气房模糊或有骨质破坏，提示有乳突炎者。

④ 胆脂瘤型中耳乳突炎产生颅内并发症：如果全身情况不允许行改良乳突根治手术时，可第一期做单纯乳突凿开术，清除乳突、鼓窦病变，并对颅内并发症进行适当处理，以后再做二期改良乳突根治术。

⑤ 分泌性中耳炎或蓝鼓膜：经鼓膜切开等治疗后，长期不愈或存在胆脂瘤肉芽肿时，可进行单纯乳突凿开探查手术。

具体操作：在耳后切一小口，分离暴露乳突外侧壁骨质，用电钻磨开鼓窦和乳突，清除鼓窦、鼓窦入口和乳突气房内的全部病变组织，以利术后鼓窦、乳突和鼓室之间的通气引流。

耳后切口即时缝合，但需要置一小硅胶管到手术腔内，以便引流、冲洗或注入药液。

单纯乳突凿开术会引起听力进一步下降吗

急性乳突炎虽然是急性化脓性中耳炎累及乳突气房的结果，但是一般鼓室内的听骨链是正常的，应用单纯乳突凿开术治疗急性乳突炎时，只是清除鼓窦、鼓窦入口和乳突气房内的病变组织，保存鼓室内的解剖结构。因不进入鼓室，不会损伤听骨链。因此，术后一般不会引起听力进一步下降。多数病人，炎症控制后听力反而会提高。

进行单纯乳突凿开术有危险吗

病人及家属对任何手术最关心的是有无危险性和并发症。单纯乳突凿开术在耳鼻咽喉科领域不是一个复杂的手术，医生在显微镜下用电钻仔细清除病变，不会损伤周围正常结构。手术是安全的。

极个别情况下，由于手术视野内的结构发育异常或畸形，如乙状窦前移、面神经管畸形，手术标志不清，偶尔可损伤，造成术中出现、面瘫等并发症。术前颞骨 CT 检查可有效减少此类并发症的发生。

乳突根治术是怎么一回事

乳突根治术是清除乳突中耳病变组织，使中耳乳突腔合为一体并封闭咽鼓管，促使中耳乳突腔上皮化，从外耳道引流，以便获得干耳，达到根绝感染源、预防并发症的手术。该手术主要适用于无残余听力的胆脂瘤型中耳炎。对有残余听力者，在清除病灶后还可以进一步做鼓室成形术来提高听力。根据手术途径，有耳内、耳后两种切口。耳内切口组织损伤小，术中暴露鼓室，但技术操作要求高，暴露病变不理想，难以彻底清除病变；耳后切口操作简单，病变暴露好，病变清除彻底，但组织损伤稍大，应结合具体情况选用。

乳突根治术后，遗有与外界交通的乳突腔，需定期清理。

现在，乳突根治已基本被改良乳突根治或鼓室成形术所取代。改良乳突根治术针对胆脂瘤型中耳炎、鼓膜松弛部穿孔或后上边缘穿孔，而紧张部却大致完好。在这种情况下，彻底清除乳突及上鼓室的病变，凿断"骨桥"不损伤鼓室内传音机构。这种以维持或改善听力的手术方法称为改良乳突根治术或鼓室成形术。

中耳胆脂瘤手术后还能保留听力吗

既往中耳胆脂瘤一经确诊就要尽快采取乳突根治术。这种手术对于清除病灶、防止颅内并发是必要的。但乳突根治术会使听力遭到一定程度的损害，听力会有所下降。

随着医学事业的发展和临床听力学研究的进展，人们对传导性聋复聪术的研究也不断深入，乳突根治术现在已被鼓室成形手术取代。鼓室成形术在彻底清除中耳乳突病变的同时，能重建听力、修复传音机构。可以说，中耳胆脂瘤手术的病人中有部分可以重建听力。

鼓膜穿孔应怎样治疗

鼓膜穿孔可采用非手术、准手术和手术方法治疗。

① 非手术：如有中耳炎症流脓，应给予抗炎治疗，急性阶段要全身应用抗生素，局部用3%过氧化氢（双氧水）洗耳，抗生素液耳浴。若因外伤所致穿孔而无感染者，可用消毒干棉球塞耳道，用抗生素预防感染，局部保持干洁。

② 准手术方法：其一为灼贴法：用30%硝酸银、30%~

50%三氯醋酸溶液腐蚀孔边缘，使之成为新鲜创面，再贴薄片如塑料膜、大蒜膜，新生组织沿贴片向中心生长。一般数周即可愈合。其二为刺激方法：在穿孔边缘刮除表皮，促使组织新生，再滴5%尿素硼酸液，以加速修复。鼓膜失去大部分者和中耳仍有间断性分泌物者，以及咽鼓管堵塞者都不适合这样的修补方法。

③ 手术：治疗已达干耳2~3个月，鼓膜穿孔仍未愈合者（外伤性穿孔3个月），如有条件者可做鼓膜修补术，以保存或提高能力。鼓膜修补术对一部分病人确能增加提高听力的效果，但术前应由专科医生做详细检查判断。

外伤性鼓膜穿孔应怎样治疗

鼓膜外伤破裂穿孔后，大多可自行愈合。因鼓膜两面都血管丰富，修复能力是很强的。但必须强调“干”和“洁”两个字，否则被细菌感染，引起化脓性中耳炎，治疗趋于困难。

① 保持外耳道清洁干燥：外伤后即可用乙醇消毒外耳道，擦净和取出外耳道异物、耵聍等。不要取下附在鼓膜上的血痂，以免引起细菌感染。用消毒的棉花轻轻塞在外耳道口，以防污物进入耳内，引起感染。

② 禁止用水冲洗外耳道：也不要用任何药物滴耳，这样不但无益，相反使耳道细菌随液体进入中耳引起感染。

③ 不要用力擤鼻涕：如有鼻涕，可吸入口中吐出。

④ 早期也可酌情服用一些抗菌药物，以免感染。如果发生感染，引起化脓性中耳炎，要按中耳炎进行治疗。

⑤ 外伤性穿孔：如3个月不自愈，可试行灼贴法或刺激疗法。经以上处理失败，可进行鼓膜修补术。

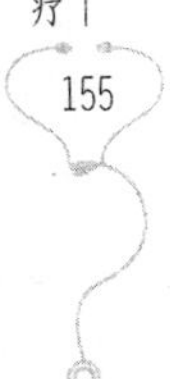

另据报道，用细胞生长肽（BFGF）可治疗鼓膜穿孔。方法是刮除鼓膜穿孔边缘上皮组织，然后将滴有细胞生长肽的明胶海绵置于耳内，使之储存药液，并保持药液与穿孔边缘接触，一般8~14天即可痊愈。构成鼓膜上皮组织和结缔组织都是细胞生长肽的理想靶组织。临床有效率达95.2%。

什么是鼓膜修补术

鼓膜穿孔可以通过手术方法修补，医学术语称为“鼓膜成形术”或“鼓膜修补术”。该手术是通过组织移植技术修复穿孔，恢复鼓膜的完整性以期提高听力。这一手术方式已经有100余年的历史。近40年来，由于手术显微镜的出现，显微手术技术和移植技术完善，以及新型抗生素的问世，鼓膜修补手术的成功率高达九成，成为经典术式，也为“鼓室成形术”奠定了重要基础。如果中耳炎症久治不愈或有肉芽生长，或在鼓膜松弛部或紧张部边缘性穿孔者，应予CT扫描明确病变性质的范围，手术清除病灶并有选择性地做鼓室成形术。

鼓膜穿孔多由化脓性中耳炎和外伤引起，多数在合适的治疗下可以自动愈合。只有在穿孔超过3个月仍不愈合时，才考虑采取手术治疗。术前应做鼓膜贴补试验，了解听骨链是否中断。具体方法是，用棉片等制成假鼓膜贴在穿孔部位，若听力有提高，说明听骨链完整可动，适合做鼓膜修补术；若听骨链固定或中断，根据病情只能做其他类型的鼓室成形术。

手术可在局部麻醉下进行，对不能合作的小儿或高度紧张恐惧也可采用全身麻醉。手术在显微镜下精细操作，在耳道内做一小的切口，看清鼓膜穿孔后采用多种方法进行修复。

修补鼓膜穿孔使用的材料包括病人自身的颞肌筋膜、耳部的软骨膜等，也有采取异体硬脑膜、静脉片、骨膜或应用人工合成的生物材料。目前最为常用和效果肯定的为自身颞肌筋膜。移植的颞肌筋膜修整成合适的形状和大小，与穿孔鼓膜的边缘重叠相接，也可用生物胶水粘合加固。手术后适当应用抗生素预防感染，10~14 天后新鼓膜即与穿孔鼓膜紧密粘合，以后逐渐变薄成为半透明的"鼓膜"。

什么是鼓室成形术

中耳炎的各种病变程度不同地破坏了中耳传音结构。在清除中耳和乳突病变的基础上，根据条件重建中耳传音功能，改善听力的各种手术，统称为鼓室成形术。

现代鼓室成形术分类复杂而专业。美国耳鼻咽喉科学会曾经提出的鼓室成形术的分类标准易被广大病人理解，该标准将鼓室成形术简单分为 3 类。

① 鼓膜修补术。

② 鼓室成形术不伴乳突根治术。

③ 鼓室成形术伴乳突根治术。

由上可知，鼓膜修补术也是鼓室成形术的一种。

中耳炎病人并不是都可以做鼓室成形术，它有一定的适应范围。在选择病人时，应注意以下几点：

① 听力检查：了解耳聋的程度和性质。若耳蜗功能很差，鼓室成形术不能提高听力。

② 咽鼓管功能正常：如咽鼓管不通畅或功能异常，鼓室分泌物不能排出，也不能维持室内外压力平衡，手术后难

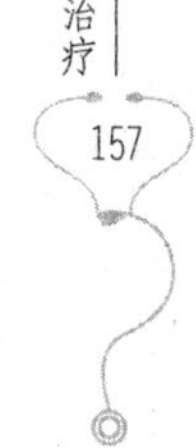

以提高听力。

③ 控制炎症：手术应在炎症适当控制后进行。目前对干耳的要求已经不那么严格。某些病人如脂瘤型中耳炎，清除病灶和鼓室成形可同时进行，不要求术前完全干耳。有慢性中耳炎急性发作，或有颅内并发症时，不宜做鼓室成形术。

④ 中耳炎后遗症存在，如鼓膜穿孔、听骨缺损、粘连及鼓室硬化等。

怎样进行鼓室成形术

鼓室成形术的分类意见未完全统一，常见的有以下几种。

第 1 型：鼓膜穿孔，听骨链完整，贴补试验听力有提高，可行鼓膜修补术。移植物以肌筋膜较为理想。

第 2 型：鼓膜穿孔，锤骨或砧骨有病变，利用残余听骨，重建听骨链，修补鼓膜，即锤镫骨连接术。

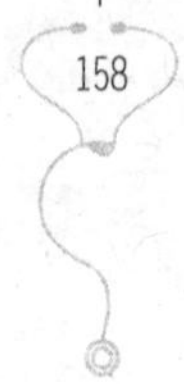

第 3 型：锤砧骨已无法利用，将鼓膜修补后使之与镫骨头直接连接，即鼓膜镫骨连接术。

第 4 型：中耳结构已破坏，只有可活动的镫骨足板，在鼓膜和足板之间直接连接——镫骨足板鼓膜连接术。

听骨链有哪些病变

听骨链内连内耳，外接鼓膜，悬挂在鼓室腔之中，容易受到损伤，导致听骨链的功能障碍和破坏。引起听骨链功能障碍或中断的原因较多，主要有以下几点：

① 听骨链易受外力损伤，出现听骨链关节脱位，固定

听骨的韧带中断等。

② 化脓性中耳炎时，听骨链的血液供应障碍，引起听骨链坏死中断，尤其在砧镫关节处更易发生。

③ 关节硬化的产生多与慢性中耳炎的后遗症有关，如鼓室硬化症。此时关节的活动受限，传音能力下降。

④ 其他引起听骨链固定的原因，常见的有先天性听骨链畸形固定，耳硬化症产生镫骨足板与内耳之间的固定，慢性分泌性中耳炎后期鼓室内出现粘连引起的听骨链固定等。

上述病变的后果使传音机制被破坏，出现传导性耳聋。听骨链的病变多可通过手术进行矫正，恢复正常听力。

听骨链成形术效果怎样

由于种种原因引起听骨链中断、固定、缺失，导致严重传导性聋。医生根据听骨链传声机制的基本原理，结合不同病变类型进行听骨链成形术，以期提高听力。

听骨链成形术适用于：a. 咽鼓管功能可逆。b. 中耳无活动性炎症。c. 圆窗功能良好。d. 内耳功能良好。

听骨链成形术的禁忌证包括：a. 不可逆性的咽鼓管堵塞。b. 有急性上呼吸道炎症。c. 重度感音神经性聋。d. 有严重全身系统疾病不能耐受手术。

重建听骨链是治疗因听骨链中断、缺失引起的传导性耳聋的有效手段，听骨链重建方法取决于中耳病变和听骨链破坏情况。

砧骨坏死或缺失、锤骨和镫骨未受损害是最常见的听骨链损伤类型。医生常对残余砧骨进行精雕细刻，做成双关节形状，然后将其置于锤骨和镫骨头之间，用生物胶进行粘合固定，即形成新的听骨链，即锤镫骨连接术，其效果良好，多

可恢复至接近正常听力。如无残余砧骨，可用部分人工听骨预制成形，术中再根据情况进行雕刻，使其大小和形状合适，植入锤骨长突和镫骨头之间连接听骨链，效果良好。

听小骨破坏严重，仅遗留完整或残缺的镫骨，通常选择人工听骨镫骨戴帽加高完成听骨链重建。如镫骨仅遗留活动的足板时，可以采用全人工听骨重建。在鼓膜和足板之间直接连接，也可部分提高听力，但术后效果不那么满意。听骨完全破坏，镫骨足板固定，难以一期手术重建听骨链，可考虑二期手术重建听力。

听骨链重建的效果取决于中耳病变和听骨链破坏程度，也即病人的自身条件。一般约有 40％的病人可恢复实用听力，文献中最理想的报道有近 70％的病人听力有不同程度提高。尚有部分病人难以通过手术方式提高听力。此时可采用助听器的方式康复。

人工听骨有哪些种类，各自效果怎样

按照听骨链重建材料分，有自体材料、同种异体材料和人工假体材料。所有这些材料暴露到中耳环境中均有其独特的特点，所产生的主要问题包括移植失败、移植物脱位或再发生传导性聋。

① 自体材料：常用的主要包括听小骨、骨皮质、软骨等。这些自体材料有一些局限性，如胆脂瘤病人听小骨有显微镜下可见的鳞状上皮浸润；重新塑形使手术时间延长；吸收和（或）失去刚性（尤其是软骨）；与中耳壁粘连固定，可能发生听小骨骨炎，胆脂瘤病人残留胆脂瘤的可能性增加。

② 同种异体材料：主要是听小骨和软骨，以避免一些

自体移植物的缺点。1986 年以来，由于交叉感染疾病（如爱滋病等）的可能性，同种异体材料已很少采用。

③ 人工假体材料：是目前听骨链成形最常用的材料。羟基磷灰石是一种多聚结晶磷酸钙陶瓷，具有良好的组织相容性，类似于骨的化学特性，属于生物活性材料，是目前听小骨重建中最常用的人工材料之一。

钛的特性使之成为轻的、硬度高的生物相容性假体，在骨科等领域已经广泛应用多年。基础试验与临床材料表明，钛合金在中耳也表现出明确的生物稳定性和声传导性，尽管价格较贵，仍属首选材料。

按照听骨链成型的程度，人工听骨又可以分为部分和全听骨赝复物。如果镫骨完整且底板活动，则行 PORP（部分听骨赝复物）；如果镫骨活动但是板上结构缺失，则行 TORP（完全听骨赝复物）。人工听骨的一端架在镫骨头或者底板上，另一端与锤骨柄或者鼓膜相接触。

鼓膜成形术有年龄限制吗

国外对于儿童的鼓膜成形手术进行了较多的尝试，对儿童如何选择适当的时机，做干耳的鼓膜修补术，存在不同的观点。

对儿童鼓膜成形手术持保守观点者认为，儿童除了全身因素，如易患上呼吸道感染、免疫功能低下等，还有以下特点为手术增加了风险：频繁发作的急性化脓性中耳炎；狭窄的外耳道和技术上的困难较大；咽鼓管功能较成人差；长期随访效果差，有较高的再次修补的可能性；鼓膜修补后可能会导致严重的分泌性中耳炎、粘连性中耳炎。因此，考虑到手术的难度及并发症，对非胆脂瘤性慢性中耳炎及其后遗症应严格掌握手术指征。对单侧小的穿孔且没有明显的听力障碍，不主张手术，小的穿孔可作为通气管之用。

也有学者发现，2~7 岁人群与 8~14 岁人群之间的手术结果差异没有统计学意义，鼓膜成形术在任何年龄都有很好的成功机会。他们建议早期手术能够防止听骨链的吸收，年龄不能单独被认为是手术禁忌证。

在鼓膜成形手术成功与否的争论中（尤其是小儿），还需要积累更多的资料，从而得出更科学的结论。目前而言，对较小的患儿应慎重选择手术治疗。

鼓室成形术为什么要分期

凡遇有下述情况者，原则上应将听骨重建术延迟 6~8 个月进行。手术分二期进行，故称分期鼓室成形术。

① 鼓膜张肌腱与锤骨颈脱离或锤骨柄缺失，新形成的鼓膜有外移脱位倾向。

② 鼓室黏膜炎症严重、咽鼓管黏膜水肿肥厚、鼓室结缔组织增生，清除这些病灶后需放置硅模者。

③ 咽鼓管功能严重不良，需留待二期进行手术。

④ 镫骨足板部分或全部缺失，清除该处的细小病灶会导致卵圆窗开放，为安全考虑，应待第二期手术时处理。

实际操作中，前两种情况不是绝对的，如留置的硅模可不必取出，失去的锤柄或镫骨仅存足板者，或试放自体、异体锤、砧骨等。不过术前应尽量向病人说明分期的可能性。

在分期鼓室成形术中的第一期主要是清除病灶，但不重建听骨；二期手术可以检查鼓室充气是否良好，鼓室黏膜是否健康，咽鼓管是否通畅，中耳有无遗留的胆脂瘤并彻底清除。清除后再按照镫骨足板的缺失、固定等具体情况重建听力。

一期手术清除病变需要良好的暴露和比较长的手术时间，一般在全麻下进行。二期手术在已有的基础上操作，耳朵眼也已经开大，可以在局麻下进行。病人不必怕麻烦强求手术一期完成，必须遵从手术医生的建议，以便术后获得更好的听力。

哪些慢性中耳炎病人不宜做鼓室成形术

有下列情况的慢性中耳炎病人不宜进行鼓室成形术或应慎重考虑。

① 伴有颅内并发症的化脓性中耳炎，此时以挽救生命为主。

② 全身情况不佳，年老体弱，难以承受手术者。

③ 各型慢性中耳炎伴有重度以上感音神经性聋时，做鼓室成形术难以提高听力。但是，鼓室成形术有助于消除中耳感染，解除并发症的危险，所以可进行鼓室成形手术，但不做听骨链重建术。

分泌性中耳炎或粘连性中耳炎选择鼓室成形术治疗宜慎重，因咽鼓管功能不良，手术后易再次形成中耳粘连，使听力下降。但是，手术前咽鼓管功能不良或不通，不是绝对手术禁忌证。

术前发现咽鼓管阻塞还能进行手术治疗吗

咽鼓管是中耳通气、排液的关键通道，它决定着鼓室成

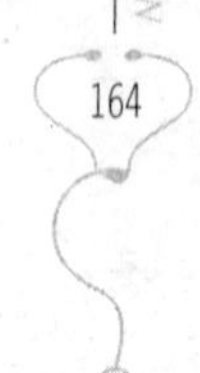

形术后能否形成正常的含气鼓室，为传声创造良好的条件，因此准确评价慢性化脓性中耳炎病人咽鼓管功能是鼓室成形术前准备的重要内容之一。

术中咽鼓管探通法是最直接的咽鼓管功能检查方法，可以比较准确地预测鼓室成形术的最终听力提高程度。术中咽鼓管探通提示不全阻塞型和阻塞型术耳听力提高不佳，但目前缺乏能和术中探通结果相一致的术前准确评估咽鼓管功能的检查方法。所以，即便术前检查提示咽鼓管功能不佳，仍然不是鼓室成形术的绝对禁忌证。

另一方面，慢性化脓性中耳炎咽鼓管功能障碍的病变部位常在鼓室口及骨部的膜性或骨性狭窄或闭锁所致，可通过手术处理使之通畅，保持术后良好的咽鼓管功能。可取自体乳突皮质层健康骨粉加生物胶混合后充填部分乳突腔和上鼓室，消除乳突腔气体的吸收功能，在咽鼓管功能异常时可明显减轻中鼓室负压负荷。同时可以加深鼓室深度，防止上鼓室内陷袋的形成及鼓膜内陷粘连，保障鼓膜的有效振动而提高听力。

病人在术前检查发现咽鼓管阻塞并不一定丧失手术机会，术中咽鼓管功能的评估有一定意义，而且可以采用多种技术促进咽鼓管功能的恢复，或弥补咽鼓管功能的不足。

双侧中耳炎病人可以两侧同时手术吗

有一部分病人双侧罹患慢性中耳炎，均需要手术，很自然产生疑问：能不能一次性做双侧手术？

文献中有一次性双侧鼓室成形术的报道，其优点是干脆利索，一次性解决问题。但鼓室成形术是比较精细的手

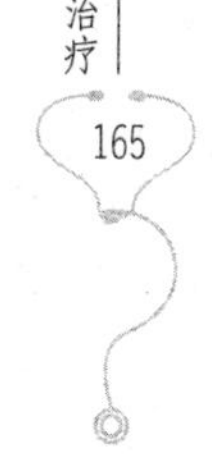

术，手术效果受到多重因素的影响，特别是听力改善的效果，术前不一定能完全预知，所以临床上常规先做一侧，半年或一年后，等手术效果稳定明确之后，再决定是否做另一侧。双侧一次手术效果如果都满意倒也不错。如果效果均不满意，对病人来说损失比较重，术者也会承担过重的责任。另外，中耳如果病变严重，手术耗时较多，两侧一期手术手术时间更长，术后双耳填塞包扎，病人双侧听力暂时下降，给护理和生活带来一定的麻烦，也是分侧手术的原因之一。

如两侧均需手术，那么先做哪一侧？原则上先处理听力差、病变重的一侧。手术医生还会根据具体的病情灵活掌握。

不干耳能行鼓室成形术吗

鼓室成形术时移植物成活与否的主要关键在于有无感染。慢性中耳炎到干耳（即静止期或非活动期）时，说明鼓室内无炎性病变，进行鼓室成形术所用的移植物容易成活。所以，一般要求慢性中耳炎等干耳后再做鼓室成形术。

有的病人中耳炎症日久，中耳黏膜分泌亢进，一直有些分泌物，很难达到既往强调的“干耳”3 个月的标准。对于这种病人，只要中耳没有急性活动性炎症病变，就可以手术，并不一味强调中耳腔完全干燥。近半个世纪以来的临床实践也证明其可行性。这样绝大部分病人可以接受手术，达到最终的痊愈。

鼓室成形术后为什么有些病人需卧床头部制动数天

对于做听骨链重建立，特别是镫骨头加高、镫骨底板加高或人工镫骨手术的病人，要强调卧床休息限制头部活动。手术后过早或过多活动有可能造成重建的听骨链滑脱、移位，导致手术失败。

卧床制动也有助于缓解部分病人内耳受到刺激引起的眩晕症状。

中耳手术有哪些风险

要在中耳这样狭小而结构复杂精细的腔隙内进行手术操作，其难度和风险性可想而知。

中耳手术的风险主要有：

① 最常见的为术中出血，多因清理病变时损伤乙状窦所致。

② 面神经经过中耳腔，有的病人因神经解剖位置变异，在手术清除腐坏病变组织时，面神经有可能受损。

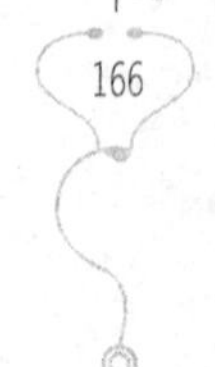

③ 手术中或手术后产生脑脊液漏，主要原因是由于鼓室盖受到损伤或有病变，发生硬脑膜撕裂，修复又不完善，可能发生脑脊液漏，但极为罕见。可采用手术修补的办法解决。

④ 手术后并发化脓性耳郭软骨膜炎，由手术中耳郭软骨膜暴露，受到铜绿假单胞菌（绿脓杆菌）等细菌感染所致。

⑤ 出现内耳感染——“迷路炎”，大多因原有迷路瘘管存在，清理病灶时暴露瘘管或撕脱镫骨底板，或损伤半规管引起内耳开放所致。结果可能会出现严重的术后眩晕或神经性聋。所幸较为少见。

⑥ 手术后出现新鼓膜位置异常，鼓膜外移，中耳内粘连，结果导致术后听力不能提高，甚至下降。部分病人术后

继发感染，鼓膜再次穿孔。

这些手术并发症的出现均较少见，其中多数还可通过再次手术等治疗予以补救，病人不必为此过多担心而影响治疗。

鼓室成形术会有哪些并发症

尽管鼓室成形术已开展了几十年，有干耳率高及听力提高等显著优点，但由于病变较严重，或适应证选择不合适，或术后处理不当，术后仍可发生某些并发症。主要包括：

① 感染：表现为耳内分泌物增多，可为脓性，甚至搏动性分泌物。鼓室感染易致移植组织肿胀、缺血、坏死而使鼓室成形术失败。发生感染后除全身应用抗生素外，耳内分泌物的及时清除（不能移动移植物的位置）和引流也十分重要。一般可用有效抗生素液体滴耳。等急性感染控制后，小穿孔用硅胶薄片或聚乙烯塑料薄片贴补，仍有愈合可能。大穿孔应考虑再次进行鼓膜修补手术。

② 移植物发生裂隙漏气：大多因移植物大小不当及位置不适宜而造成。另外，不适当的咽鼓管吹张也可导致穿孔。移植物裂隙不大，其周边部位又仍保留创面者，可将移植物轻轻铺平封闭裂隙，或用硅胶薄片等贴补。裂隙过大，应再次手术修补。

③ 植入听骨排出：机体对听骨赝复物发生排斥反应或感染导致植入听骨排出。

④ 胆脂瘤形成：术中对鳞状上皮清除不彻底，日久可形成新的胆脂瘤或术中胆脂瘤未清除干净而复发。

⑤ 鼓室粘连：大多由于清除鼓室内侧壁鳞状上皮后，

修补的鼓膜与鼓室内侧壁粘连。对这类病人最好进行分期手术。

⑥ 听力下降或无提高：大多见于植入的听骨脱位或因中耳腔粘连使其重新固定。

⑦ 感音性聋：手术后发生感音性聋的概率为1%~5%。主要原因是吸引器、电钻产生的噪声和变温对内耳的刺激所致。

⑧ 面瘫：手术中发生面瘫大多是手术损伤面神经所致。如面瘫出现于手术后数天，大多因术中面神经暴露，术后发生反应性、暂时性水肿所致。一旦松解耳内填塞物，经抗感染、肾上腺皮质类固醇激素、理疗等治疗，一般均能治愈。

中耳炎术前需做哪些准备工作

术前准备包括必要的检验、检查及心理准备。中耳炎病人在手术前首先要对自己的病情有所了解，可向医生请教不知道的问题，如为什么要开刀？手术的基本原理、效果？痛不痛？用什么麻醉和可能出现什么问题等。病人对手术方案有一定的了解和认识，医患双方密切配合，方能获得最佳手术效果。

① 听力学检查：包括音叉试验、纯音测定、贴补试验及声导抗检查等。目的是为确定耳聋的程度和性质，如传导性、混合性或神经性聋。

② 中耳病变程度检查：主要检查鼓膜穿孔大小和部位以及鼓室黏膜情况，必要时可用手术显微镜或中耳窥镜进行观察。

③ CT检查：可有效显示鼓室、鼓窦、乙状窦等中耳乳

标志及乳突类型。尤其是高分辨 CT 的应用，可更好地显示中耳乳突结构和标志。

④ 全面了解全身状况：及时治疗全身性疾病，采取针对性的治疗措施改善全身状态，为手术做好充分准备。

⑤ 注意个人卫生：手术后 2 周之内不能洗头，术前一月及术后半年之内不能吸烟、饮酒。

⑥ 术前充分休息：尤其是手术前日晚上要保证足够睡眠，必要时可服用镇静药物。

⑦ 病人应调整好心理状态：病人往往对手术效果的期望值较高，同时对手术又有恐惧感或态度消极，对手术过程、结果等认识模糊；由于文化程度的差异，对手术的接受和认识程度差异较大。因此，手术前病人或家属要树立信心，对手术要有一个正确的认识。

耳部手术前一天，病人应洗澡、洗头，并剃净手术侧耳郭周围 5~7 厘米范围内的头发。女病人术前还应将手术侧头发结成小辫倒向对侧，以利于手术中消毒、铺无菌单。全麻病人，术前 4~6 小时开始禁饮食，避免麻醉时误吸。

做中耳炎手术时痛吗？手术用何种麻醉方法

以往中耳手术主要强调通畅引流，用的器械也是榔头和凿子，对成年人手术一般采用局部麻醉，其优点是：病人术中意识清楚，术后无全身麻醉的反应，如恶心、呕吐等；医生可在术中判断鼓室成形术的效果；能及时发现面神经损伤。但局麻方式也有很多缺点，手术时间、范围受到很大的限制，病人长时间保持特定的位置，听到器械操作的声音等给病人带来了很大的不适。

现代耳显微外科技术的发展使得手术范围和精度大大提高，对于中耳解剖的深入了解，甚至神经监护仪的使用，在术中不必观察病人面部运动以确保面神经完好，所以全麻已经成为中耳手术最常用的方式。

全麻具有镇痛完全，意识丧失便于消除伤病员的恐惧和紧张情绪，肌肉松弛便于外科医生操作，麻醉后不良并发症少，发生意外便于紧急处理等优点。合格的麻醉师加上相应的仪器设备，全麻是安全可靠的麻醉方法。在西方发达国家，全麻占所有麻醉方法中的90％以上。

在我国，由于历史和客观条件所限，局麻曾占主导地位。近年来我国大中型医院全麻率逐渐上升。但是，普通老百姓或多或少地存在误解，认为全身麻醉有害大脑、影响记忆力等。麻醉学已有100多年的历史，特别是近二三十年来有许多安全可靠的麻醉药不断问世，为麻醉师提供了更多的选择机会。当今采用的全麻药进入人体后多数不参与人体代谢，以原形从人体排出，并且对人体各脏器功能影响很小，迄今还没有发现对人的大脑有损害作用的麻醉药。极个别人在应用某种静脉麻醉药后可能会出现短暂可逆性的精神症状，但很快能自行缓解。因此，全麻药和全麻方法本身对大脑没有损害作用，无需过虑。

中耳炎手术失败的原因有哪些

中耳炎手术失败的原因主要有3方面的原因。

① 中耳结构本身的复杂程度及病变条件：如有的胆脂瘤性中耳炎已经出现相关并发症，或者位置较深，此时手术失败的可能增大。鼓室成形术中穿孔前残缘的存在往往是

手术成功的关键，比穿孔部位和穿孔大小更可能决定手术的成功与否。咽鼓管的通畅与否也是影响鼓室成形手术效果的因素。

② 手术的原因：与医生手术水平、手术适应证的把握、手术方式的选择以及是否充分准备有关。

③ 病人方面的原因：病人术前、术后不注意保健，如鼓室成形术前、术后吸烟、饮酒，术后未注意适当休息，运动过度或者术后1个月内捏双鼻擤鼻，打喷嚏未张口，或耳内进水，出现上呼吸道感染等。

有的中耳炎手术后效果可能并不理想，如听力恢复不明显等，不应简单归于手术失败，需要具体分析。

中耳炎能根治干耳吗

慢性中耳炎病人，对中耳的防治常识了解不够，又由于中耳炎反复发作，常对治疗丧失信心。需要牢记，慢性化脓性中耳炎一般会反复发作，必然会影响听力，甚至有并发症的危险。无论如何都需要及早治疗。

应该说，除极少数中耳炎外，各种类型的中耳炎经过正规治疗（非手术和手术）后都可达到耳内流脓停止（干耳）、部分病人提高听力的治疗效果。按目前的医疗水平，从控制流脓的角度，根本上治疗中耳炎是可能的。但是听力的恢复需要看具体的情况，一般来说只要内耳完好，都有相应的补救措施。

中耳炎的治疗，一是要注意用药合理，包括用药方法和用药种类；二是如果需要手术，尽早进行手术治疗；三是要注意中耳炎的保健；四是选择合适的医院进行检查治疗。

中耳手术后为什么还会流水

鼓室成形术后因切除中耳乳病变组织，形成一大的乳突腔与外耳道相通，新生上皮将整个乳突腔覆盖需要一定的时间。在此过程中，乳突腔不断有液体流出。如不是脓液，一般不需处理，必要时可滴用抗生素滴耳液。同时，在乳突腔上皮化过程中，可能会有肉芽组织生长。所以，病人术后定期复查，处理乳突腔内肉芽组织，发现感染及早治疗。

中耳手术之后，根据病变程度、手术范围和方式的不同情况，一般大概有数周至 3 个月的时间耳溢液。病人应耐心等待，不必心焦。

中耳手术为什么可能会发生面瘫

由于面神经与中耳密切的解剖关系，中耳炎特别是胆脂瘤可能导致面瘫（面瘫）并发症。中耳炎手术本身同样可能导致面瘫，手术之前医生会对病人或其家属说明手风险和效果，签署手术知情同意书。其中强调最多的是面瘫，有许多病人既疑惑也害怕，还有些病人甚至放弃手术。

那么，为什么中耳手术时或者手术后可能会发生面瘫并发症？

在大多数情况下，面神经通过中耳的骨管内，受到保护比较安全。如患过慢性中耳炎，特别是胆脂瘤腐蚀了骨管，面神经被胆脂瘤、肉芽组织等病变包绕，在彻底清理这些病变组织时，面神经有可能受到损伤。还有少数人面神经解剖位置变异，骨管先天不完整，面神经暴露在中耳腔中，手术中也可能会发生意外的情况。

少数情况下面瘫发生在术后，多数与组织肿胀、术腔填塞物有关。经过适当的对症处理，多数可以自行恢复。

要知道中耳病变不断发展，本来就可能导致面瘫，甚至更加严重乃至发生危及生命的并发症。中耳的解剖复杂精细，手术一般在手术显微镜下进行，可以把图像放大几倍到十几倍，又有充分的照明，视野非常清楚，因此损伤的概率很小。此外，即使是面神经发生损伤，现代耳科技术已经发展了成熟的补救技术，可以用面神经吻合或移植手术等修复措施来补救。手术前听到医生谈及面瘫的可能性时，病人既要有思想准备，也不必顾虑重重，更不要因此而放弃必要的手术。当然，选择合适的医院和医生可以有效地减少此类并发症的发生。

怎样治疗耳源性面瘫

对耳源性面神经麻痹除针对病因常规治疗外，对因耳部外伤或附近的肿瘤引起的面神经受压迫、腐蚀，都应及时地进行面神经减压手术治疗，越早越好。面神经减压术是指开放面神经骨管（管壁周径的 1/2）和（或）神经鞘膜，达到降低骨管内压力以缓解神经损伤。同时清除神经周围的碎骨片、胆脂瘤和肉芽等病变，使面神经功能恢复或部分恢复。

如果面部肌肉运动不可能恢复正常者，还可能在腿脚部取一段有韧性的筋膜条，从皮下将松弛的肌肉悬吊起来，进行面部整形手术，恢复面部的静态对称。

面神经减压手术越早施行，恢复越快。做断端吻合术或神经移植术后，神经再生需要有一个较长的恢复过程，一般6~8个月才能见效，最长的在1年以上才逐步恢复。

怎样治疗迷路炎

局限性迷路炎发作期一般以药物治疗为主：足量抗生素控制感染，适量地塞米松静脉滴注；适当的镇静剂如安定等，呕吐频繁可适当输液，注意休息，在足量抗生素控制下进行乳突手术，术前应进行CT检查及听力测试，了解残余听力及可能存在的迷路瘘管，术中应在手术显微镜下仔细检查外半规管隆凸及鼓室内侧壁，以发现瘘管。务必注意，清除病变时不宜扰动瘘管内的纤维结缔组织，以免感染扩散，引起弥散性迷路炎，最终丧失听力。

浆液性迷路炎并发于慢性化脓性中耳乳突炎者，应在足量抗生素控制下进行乳突手术，迷路无需开放。急性化脓性中耳乳突炎所致浆液性迷路炎，应以全身抗感染治疗为主，必要时行单纯乳突凿开术。同时需对症治疗，如安定、镇静。呕吐频繁时应适当输液，并用适量类固醇激素类药物。

化脓性迷路炎感染可继续向颅内扩散，引起颅内并发症，应在大量抗生素控制下立即进行乳突手术。疑有颅内并发症时，应急行乳突手术，并切开迷路，以利通畅引流，防止感染向颅内扩展。

耳源性脑脓肿如何诊断

耳源性脑脓肿的诊断依据是：

① 慢性化脓性中耳炎急性发作或急性中耳炎病人出现高热、剧烈头痛、呕吐、神志迟钝、表情淡漠、嗜睡、脉缓等

表现，虽尚无定位体征，应考虑到脑脓肿的可能。抓紧进一步检查确诊，必要时请神经外科协同诊治。

② 颈硬、腱反射亢进，克氏征及巴彬基征阳性，眼底视乳头水肿（眼底镜检查）。

③ 腰穿脑脊液压力增高、混浊，白细胞、蛋白含量增高，氯化物和糖含量减少，涂片或培养可找到致病菌。如果颅内压增高，腰椎穿刺要慎重，以防诱发脑疝。

④ 影像学检查：颞骨薄层 CT 平扫可见中耳炎症表现：鼓室、鼓窦、乳突小房及颞骨岩部炎症渗出，骨质破坏、硬化，气房减少或消失，结构显示不清、模糊，化脓可见积液。头颅 CT 扫描：可显示脓肿大小、位置等情况，对脑脓肿早期定位诊断具有重要意义。耳源性脑脓肿，靠近颅底、颞骨岩部及内耳孔处，多发于颞叶、小脑，而血源性脑脓肿则多发于额、顶叶、灰白质交界区。壁薄而均匀的环形增强是脑脓肿的特征。该法安全、对病人无损伤，现已取代脑血管造影及气脑、脑室造影等。

总之，CT、MRI 对该病的诊断有重要意义，损害小，提供的图像分辨率较常规 X 线明显提高，诊断的准确率可达到 95％以上。只有耳部存在炎症病变，又有脑脓肿，并且两者病变联系密切，才能确诊为耳源性脑脓肿。

发生耳源性脑脓肿应怎么办

耳源性脑脓肿一经确诊，常做以下处理。

① 急行乳突探查及脓肿穿刺术：术中若见鼓窦盖、乳突盖或乙状窦板有破坏，应扩大暴露至正常界限。骨壁完整者应磨开骨壁探查，暴露颞叶及小脑硬脑膜。硬脑膜充血、增厚、肉芽形成，张力大，搏动消失等是脑脓肿的可疑征

象。颅内压增高、有脑疝危象者，可先钻颅穿刺抽脓，或做侧脑室引流，待颅内压降低后再做乳突手术。

② 脑脓肿处理：a. 穿刺抽脓：在严格的消毒后经乳突穿刺抽脓。b. 切开引流：适用于脓肿表浅，已形成硬脑膜脓瘘者。c. 脓肿摘除：对脓肿包膜较厚，经反复穿刺抽脓无效，或多房性脓肿、多发性脓肿等，均应开颅消除脓肿。

③ 足量、适宜的抗菌药物：病变的早期可用大量的广谱抗生素联合静脉滴注，待细菌学检查结果明确后，参照检查结果选用适当的抗生素。

④ 处理好对症治疗的矛盾：从颅内病变看，需要脱水、降颅压，而从全身情况看，又往往需要补水、纠正电解质紊乱。要坚持脱水降颅压治疗为重点，同时定期检查血清钠、氯、钾等电解质情况，防止全身性脱水和电解质紊乱。地塞米松等肾上腺皮质类固醇激素对减轻脑水肿、提高机体的应激能力有良好的作用。

⑤ 出现脑疝或脑疝前期症状时，应立即静脉推注20%甘露醇等脱水剂，气管插管，给氧，人工呼吸，并紧急做脑脓肿穿刺术，抽出脓液，必要时可先进行侧脑室引流以降低颅内压，然后再做脓肿穿刺抽脓。

该病常与其他耳源性颅内并发症同时发生。治疗中，如忽视处理耳病，常导致死亡或脓肿复发。该病病情重，遇该类病症应速送医院治疗。

中耳手术会留瘢痕吗

根据病变和手术暴露要求，可以经外耳道、耳内、耳后切口进行中耳手术。

经耳道手术即便需要做切口，也隐蔽在耳道内，不会影响外观。而后两者均有外部切口，会留下瘢痕。但是耳内切口的外部瘢痕，隐蔽在凹凸不平的耳郭突起和褶皱中，也很隐蔽，甚至有时在体检时专科医生都可能忽略。耳后切口做在耳郭后面的隐蔽处，加上头发的遮蔽，也不明显，不会影响外观（图25）。

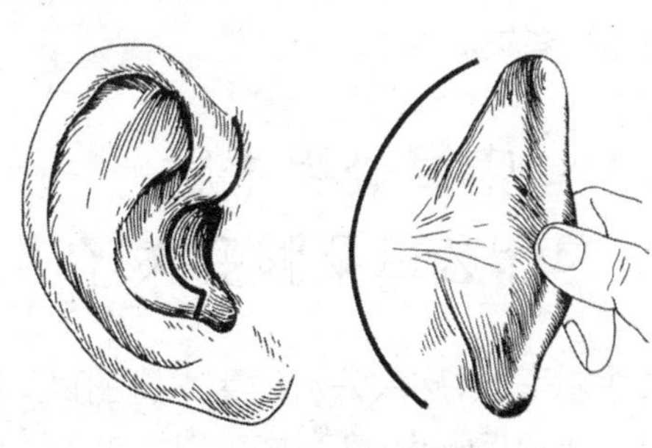

图25　耳内切口和耳后切口

所以，不必担心中耳手术的瘢痕影响外观容颜。

中耳手术后为什么会发生暂时性眩晕

中耳手术后可暂时性出现恶心、呕吐、眩晕、眼震等内耳刺激症状，多为术中吸引器、电钻，尤其是钻头对听骨链的扰动及其产生的高强度噪声和高温对内耳的刺激所致，使内耳处于兴奋状态而产生上述表现。经对症处理，眩晕症状一般能在一周内消失。

中耳手术后味觉异常是怎么一回事

鼓室中面神经垂直段分出鼓索神经，进入鼓室，经过锤骨柄和砧骨长突之间穿过鼓室,向前经鼓索小管离开鼓室,与舌神经汇合。

该神经中包含有感受舌前 2/3 的味觉的神经纤维,在中耳手术中,可能会牵拉该神经,甚至为了更好地暴露、清除病变而切断该神经。这样术后可能出现味觉异常,但一般数月后会自行消失。

中耳炎手术后为什么耳朵眼变大了

中耳炎手术之后,病人会发现手术侧的耳朵眼变得很大,原来只有小指尖刚刚能深入的耳道口可以塞入中指了,这是怎么一回事呢?

中耳的病变处理困难很大程度上在于它位置深在,不但难以触及也不容易窥及,所以在鼓室成形术的同时,医生切除了耳道口的一小块软骨,把耳朵眼开大,这样既便于术后换药和观察,也便于二期手术的操作。另外,增加了术腔的通气,有助于术腔的上皮化,缩短了干耳的时间,对于外观的影响也不大。

应强调的是,由于耳朵眼变大了,病人日后生活中需要更加小心,避免深部结构受伤。

耳内镜微创手术与显微镜下手术有哪些区别

手术显微镜最早应用于耳科,给耳科手术带来了革命性变化,所以精细耳科手术多年来一直是显微镜下的世界。近年来内镜技术,特别是硬质内镜技术的飞速发展,耳内镜

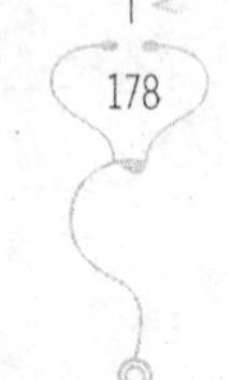

在中耳炎手术中也开始占有一席之地。

手术显微镜只能在直线方向放大图像，对于隐匿或者死角部位的对象无法直接观察，只能扩大手术野，这样增加了手术的创伤。内镜有不同角度的镜头，可以变化探视方向，通过小孔窥清目标，是微创“锁孔”手术的“钥匙”，在微创外科领域广泛使用，给病人术后的快速康复带来了福音。

目前耳内镜已经应用于鼓室成形术中，可以清除隐匿胆脂瘤，术后可以用来探查鼓室内部，发现残余胆脂瘤。可以预见耳内镜会在微创耳科手术领域发挥更大的作用。

激光能治疗中耳炎吗

听到激光等词语，某些病人自然而然联想到高科技。有些广告利用这种盲从心理，称应用高科技激光技术专治中耳炎。那么激光到底能否治疗中耳炎呢？

耳科手术中确实可以通过激光辅助一些精巧的手术，达到良好的效果。应该说激光已经不是一种非常新鲜的技术了，不需要盲目崇拜。

临床上主要应用激光的热作用，常用的激光有 CO_2 激光、KTP/532 激光、氦－氖激光等。氦－氖激光照射组织后能增进血液循环，促进炎症物质的吸收，作为辅助医疗，可加速各种中耳炎的痊愈。CO_2 激光、KTP/532 激光可用于分泌性中耳炎的鼓膜造孔术、慢性中耳炎术中鼓室内粘连带的松解，镫骨手术中也可以应用激光在镫骨足板上造孔。

总之，可以用激光治疗中耳炎，但不能单凭激光彻底治愈中耳炎，激光并不能代替传统的药物和手术治疗。客观地说，激光对中耳炎的治疗只起一定的辅助作用，也并非必不可少，不能过度夸大其作用。

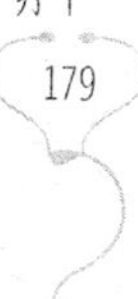

中耳炎有哪些中医治疗方法

客观地说，在各种中耳炎治疗方法中，中医并不占有重要的地位，现代的各种药物和手术疗法已经取得非常显著的疗效，各种新技术正在进一步提高中耳炎的诊疗效果，现代预防理念的树立也使慢性中耳炎及危险并发症的发生率大大下降。

当然在内耳疾病等领域，中医治疗仍起着重要的辅助作用，现代医学也不断地从传统医学中汲取营养。相信传统与现代互补一定会为病人带来更美好的未来。

经医生诊断治疗后病人应怎样进行康复

姓名 Name ____________ 性别 Sex ____ 年龄 Age ________

住址 Address ________________________________

电话 Tel ________________________________

住院号 Hospitalization Number ________________

X 线号 X-ray Number ________________________

CT 或 MRI 号 CT or MRI Number ________________

药物过敏史 History of Drug Allergy ______________

掏耳朵与中耳炎有哪些关系

“耳屎”、“耳垢”也有人称为“耳蝉”，或许是因为片状的耳垢有点像蝉蜕吧，其医学名称叫“耵聍”。外耳道皮肤中有许多耵聍腺及皮脂腺，它们不断地产生分泌物至外耳道中，这些分泌物量不多，但黏性很大，能将灰尘及皮肤的脱屑黏在一起，经过一段时间的积聚形成“耳屎”。从这个意义上说，耵聍有一定的防护作用。外耳道皮肤上的毳毛不断向外移行，把耵聍带出耳道，颞下颌关节的活动和人体运动产生的震动使耵聍排出。所以一般情况下，不会出现耵聍堆积栓塞耳道。

一般来说不必自己掏耳朵。有些人“耳屎”生成速度比较快，特别是那些腺体分泌旺盛（俗称“油耳”）的人生成速度更快，“耳屎”积聚较多时，会引起耳痒及堵塞感。总是到医院掏耳朵，也不太现实，因此可以自行清理。但是自己掏耳朵有时会出现一些问题，如有人用手指甲、发卡、挖耳匙，甚至铁签掏耳朵，稍不小心容易刺破外耳道皮肤，导致外耳道发炎、肿胀以及剧痛。如果不小心刺伤鼓膜，可引起听力下降，甚至发生中耳炎。

自己掏耳应做到清洁、轻巧、适度。首先应该使用清洁的合适的工具，不要随手抓起尖锐的物件就掏耳朵。有人建议用棉签，轻轻松松在外耳道转动，然后耳朵朝下，耵聍可自行出来，对于一些油性耵聍的人可能比较适合。但是市售棉签头比较粗，有可能像活塞一样反而把耵聍推入耳道深处，临床上不乏用棉签清理耳垢之后立刻觉得耳闷，只能到医院就诊的病例。其次，清理的时候操作要轻巧，有些病人觉得耳道痒，用力搔刮，造成耳道皮肤损伤、出血，甚至继发感染。另外，掏耳朵的时候最好找一个无人打搅的环境，临床上有病人因为掏耳时被旁人碰撞，导致鼓膜穿孔。最好不要形成频繁挖耳的习惯，“油耳”的人可根据自己情况掌握。也不要在理发店等地方接受掏耳朵的服务，既不卫生，也容易造成意外损伤。

如果形成耵聍栓塞，应到医院用专门器械取出，或者滴用碳酸氢钠液等浸泡软化之后冲洗出来。如果是慢性中耳炎鼓膜有穿孔的病人，最好干取，避免滴用耵聍溶液冲洗之后，虽解决了耵聍栓塞，但引起中耳炎发作。

如何选择和使用棉签

这是一个看上去很简单的问题，不过还是让不少病人感到困惑。

首先，市场上有各种品牌的清洁棉签，价格相差不少，但应注意市场上有一些劣质的棉签，原料采用类似黑心棉的污秽的棉花经过漂白制作。为了外观整齐还加入白乳胶，制作场地根本达不到卫生标准，用这种原料劣质、卫生达不到标准的棉签擦拭耳道，不但不能起到清洁作用，反而可能导致疾病加重。病人要到正规的商店购买信得过的医用棉签。

其次，尽管医用棉签制作整齐、方便、卫生，但是有些病人的耳道比较狭窄，可能市售的棉签相对比较粗，使用起来不那么方便。应在多种医用棉签中选择棉签头比较细的，可能更加合适。细心的病人可能会注意到，耳科医生进行外耳道清理的时候，很少使用医用棉签，多数用卷棉子（一种铜质棉签棒）自制棉签。不过对于多数病人来说，这种制作方式稍显复杂。如果制作不好，容易导致外耳道棉花异物。有一种补偿方式，如果棉签头比较粗，耳道比较狭窄，可以适当去掉一部分棉花，但是注意不要让棉签头部硬芯外露，以免清洁时导致意外损伤，也要注意不要导致棉签头松动，造成外耳道棉花异物。

怎样正确使用滴耳液

有许多慢性中耳炎病人经久流脓，非常烦恼，抱怨找不到特效药。实际上有时候未必是药物无效，而是用药方法不正确所致。外耳道是一条细而弯曲的管道，中耳腔好似一火柴盒，具有6个壁，药物通过穿孔进入中耳，与6个壁直接起作用，并不容易。加之病人不了解正确滴药方法，药液常常起不到治疗作用而溢出耳外。掌握正确滴药方法，是关系到中耳炎能否起效与痊愈的因素之一。正确滴药方法见图26所示：

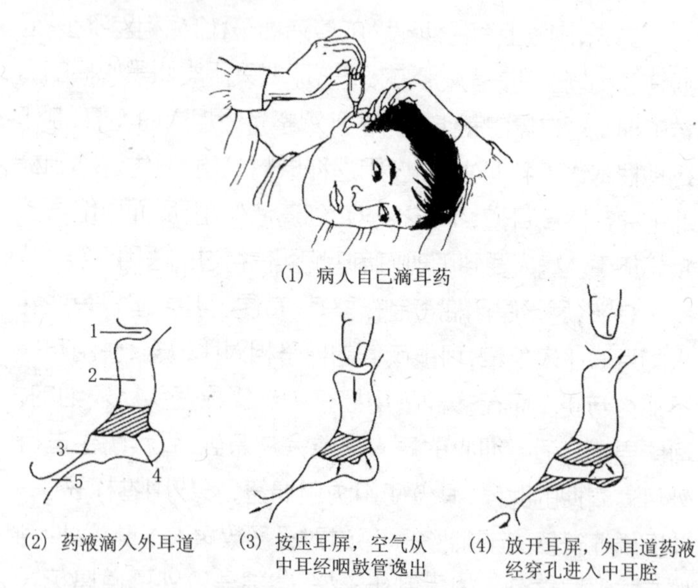

(1) 病人自己滴耳药

(2) 药液滴入外耳道　(3) 按压耳屏，空气从中耳经咽鼓管逸出　(4) 放开耳屏，外耳道药液经穿孔进入中耳腔

图26　正确滴耳方法

①让病人健侧卧，或坐位头偏向健侧，患耳朝上。用3%过氧化氢（双氧水）彻底清洗耳内的脓液。然后用消毒的棉花或棉签将泡沫擦拭干净，再滴入医生处方的滴耳液，温度应接近体温。

②由于耳道弯曲，成人应将耳郭向后上方轻轻牵拉，儿童则向后下，使“S”形弯曲的耳道变直，以便药物顺利地流入中耳。

③滴耳液用量要足够：有些病人非常节省，每次仅滴入一两滴药物，这样根本达不到中耳，只不过湿润了外耳道的皮肤而已。

④如果鼓膜穿孔很小，可以用手指按压耳屏封闭外耳道口，将药液压入中耳腔。

⑤滴药器具应消毒，勿接触脓液等分泌物，也不要交叉使用。

⑥滴药之后保持侧卧数分钟，使药液与中耳黏膜有充分的接触时间。后在耳道口放一个清洁棉球起身，吸去流出的药液。如果滴药后马上坐起，药液很快流出，起不到足够的作用。

抗生素类滴耳液滴耳后，一般无不适的感觉。在个别情况下有轻微的刺痛、烧灼或不适感，反复应用后多能适应，无需换药。如滴耳后剧痛，要想到药物变质或使用错误，应及时就诊，请医生更换药物或做其他处理。

什么叫作耳浴

为了强调滴耳液的足量使用以及维持的时间足够，有些医生建议病人采用耳浴的方法，也就是一次滴入足量的滴耳液，让整个中耳和外耳道浸泡在药液中，像泡澡一样。

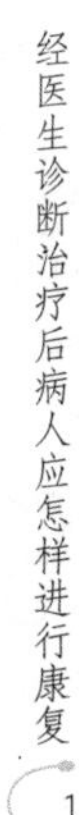

方法：取侧卧位，患耳外耳道口向上，将滴耳液滴入外耳道，并尽量充满外耳道。取这种体位静置十分钟，然后变换体位，将药液倒出来，即称为耳浴。

使用滴耳药为什么会发生头晕

有时病人滴耳液滴耳后约半分钟，突然出现天旋地转的眩晕感，严重时还有恶心、呕吐感觉，持续3~5分钟才逐渐消失。这多半在冷天或者病人担心滴耳液变质储藏在冰箱里的情况下发生。眩晕造成病人的恐慌，事实上并非疾病进展而是滴耳液使用不当所致。

这是滴耳液的温度与体温之间的温差过大所致。耳朵除了听觉之外还负责人体的平衡感觉，温度低于30℃的滴耳液滴入体温约37℃的人体耳道或者鼓室后，温差导致内耳平衡器官中的淋巴液由于热胀冷缩而发生流动，刺激半规管壶腹中的毛细胞，迅速将信号传入中枢，出现眩晕的症状。如双耳同时滴入药液，产生的反应得以平衡，不会出现眩晕。这也解释了为什么冬泳时冰水进入耳内无眩晕的道理。

知道上述原理后，只需将滴耳液温度保持在体温水平，就可避免滴耳液引起的眩晕之苦。实际操作时，可以把滴耳液小瓶握在手中捂到感觉液体的温度与体温相同再使用，或者把滴耳液小瓶放入贴身的衣物口袋中，10分钟后再滴耳。

鼓膜穿孔需注意些什么

鼓膜穿孔特别是外伤性鼓膜穿孔，因鼓膜两面有丰富、相互吻合的血管网，修复再生能力较强，一般 4 周左右即可愈合。也有存在相当长时间（几个月以上）者。如中耳炎继续流脓，或反复发作，愈合机会很小。除非中耳炎彻底治愈，流脓彻底消失，穿孔才有自然愈合的希望。因此，鼓膜穿孔在治疗过程中必须注意保持“干”、“洁”，以避免细菌感染、增加治疗困难度。

在临床上常有所谓干性穿孔或者叫作残余性中耳炎，即使中耳炎已经治愈，穿孔也很难自然愈合，这时必须要做鼓膜修补术。临床上有的病人修补后听力得到改善和提高，但还有少部分病人听力提高不大。故要求手术前详细检查，掌握手术适应证，才能取得术后良好效果。

怎样避免耳道异物导致中耳炎发生

有些鼓膜外伤性穿孔和中耳炎最初是由于外耳道异物处置不当引起的，懂得外耳道异物的应对方法有助于预防中耳炎的发生。

小、无刺激性、未累及鼓膜的外耳道异物，一般没有自觉症状，较大的异物因阻塞耳道可引起听力障碍、耳鸣、耳痛、反射性咳嗽等，如异物触及鼓膜可引起不适。一些植物种子进入外耳道，原来体积较小，并无症状，后来因吸收了水分而体积膨胀，甚至发芽生长，使症状逐渐加重。尖锐的异物，特别是昆虫的抓咬，可引起难以忍受的疼痛、耳鸣，甚至因损伤外耳道皮肤或鼓膜而出血。此类外耳道异物常引起病人耳痛而突然从睡眠中惊醒。小孩子惊醒后，会一面用小手挖进入昆虫的耳道，一面哭叫。

除了昆虫异物可尝试用灯光置于外耳道口诱虫爬出

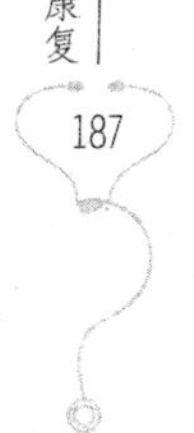

外，一般情况下，不建议自行处理外耳道异物，原因在于外耳道曲折幽深，痛觉敏感，如果没有专业知识和特制的工具，外耳道异物本身并未造成即刻的严重损伤，而惊慌失措的不当处理反而导致外耳道，甚至鼓膜的损伤，有些虽然未导致严重损伤，但是本想取出异物，反而将异物推向耳道深处，甚至嵌顿在外耳道峡部，造成专科医生处理时的困难。因此，如有外耳道异物要及时就医，由耳鼻咽喉专科医生设法取出为妥。

临床上常用的异物取出方法简介如下：

① 纸团、棉纱团或扁形、条形异物：可直接用小镊子取出。圆滑的异物用耵聍钩通过异物周围空隙绕过异物，然后将其钩出。不能用夹、用镊，以免把异物推向深处。

② 豆类等植物种子：可先滴入95％乙醇，使其缩小，然后再钩出或掏出（此类异物不宜滴水或用水冲洗，因种子浸水会膨胀而卡紧在外耳道）。

③ 泥块、粉末、轻质异物：如果不便取出，可通过外耳道冲洗取出。

④ 昆虫：先滴入油剂、乙醚等，将昆虫被黏附或被麻醉而失去活动能力，避免其对外耳道及鼓膜造成损害，再用外耳道冲洗。

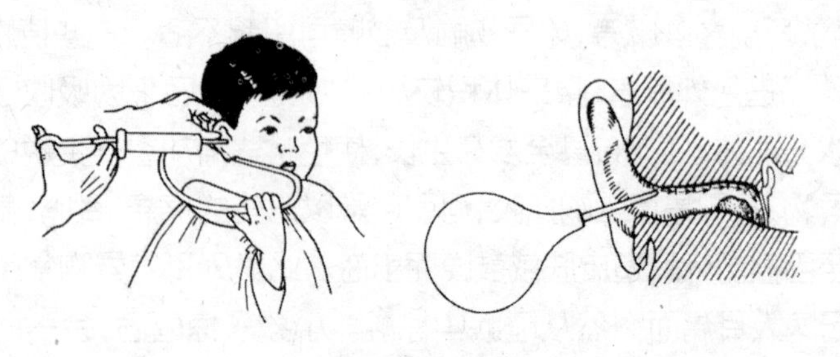

图27 外耳道冲洗

⑤ 对于嵌顿牢固取出有困难的异物，可能需要麻醉后加行切口，通过手术方式取出。

异物取出以后，如外耳道受损伤，要予以消毒，并酌情使用抗生素。

要注意如有鼓膜穿孔中耳炎病史者，不宜冲洗，以免诱发更严重的感染。条件允许，可在耳窥镜或者显微镜下小心取出。

耳朵进水后怎么办

洗头、洗澡特别是淋浴容易导致耳道进水，游泳，特别是自由泳更容易导致上述问题。耳内进水后会引起哪些后果和疾病，应该怎样处理呢？

水有一定的张力，进入狭窄的外耳道后形成屏障而把外耳道分成两段，又由于水的重力作用，使水屏障与鼓膜之间产生负压，维持着水屏障两边压力的平衡，使水不易自动流出。有时外耳道内有较大的耵聍阻塞，水进入耳道耵聍吸水膨胀会加重阻塞症状。

耳内进水后会出现耳内闭闷，听力下降，头昏，十分不舒服。耳内一旦进水，人们迫切想把水排出来，有人甚至用不干净的夹子、火柴棒、小钥匙等掏耳，这样虽然可侥幸将水屏障掏破，使水流出，但也易损伤外耳道，甚至伤及鼓膜，导致耳部疾病。

耳内进水后应及时将水排出，最常见的方法有：

① 单足跳跃法：患耳向下，借用水的重力，使水向下从外耳道流出。

② 活动外耳道法：可连续用手掌压迫耳屏或用手指牵拉耳郭；或反复地做张口动作，活动颞颌关节，均可使外耳

道皮肤不断上下左右活动或改变水屏障稳定性和压力的平稳，使水向外从外耳道流出。

③ 外耳道清理法：用干净的细棉签轻轻探入外耳道，一旦接触到水屏障时即可把水吸出。

游泳池或河水不干净，污水入耳后可能引起外耳道皮肤及鼓膜感染。耳内进水后处理不当，如不洁挖耳等，常可引起外耳道炎、外耳道疖肿、耵聍阻塞、鼓膜炎、化脓性中耳炎等耳病。

如果耳内进水后用上述方法无法自行解决症状，应暂时停止游泳，并去医院检查，接受专科诊疗。

游泳用耳塞、鼻夹能预防中耳炎吗

以经常游泳作为健身方式的人士越来越多，有些少年儿童也经常参加游泳训练，对于身心健康有很大的好处，但是游泳耳的发生率也增高了。过去有人在游泳时用非脱脂棉或者棉花包黄豆把耳朵眼塞上，预防游泳耳。现今市场上有专用的游泳耳塞，大可不必使用前面那种比较原始的方法。不过经常有人问，游泳时用游泳耳塞到底是不是有好处？

理论上说应该有助于预防游泳性外耳道炎和中耳炎，但是存在个人习惯因素，耳塞的材料和设计制作也区别很大。例如，运动员担心使用耳塞之后可能会影响比赛时的听觉，不愿意使用；有些耳塞便宜，大概只有几元钱，但是材料比较硬，塞进耳后会引起疼痛，用久了可能损伤耳道；有些耳塞使用之后不仅阻隔声音，而且觉得有些闷；柔软和贴耳比较舒服的耳塞可能价格又比较贵。

不过经常发生游泳性中耳炎的病人，如果不愿意放弃游泳运动，购置、使用游泳耳塞，对预防疾病还是有一定的作用的。

至于游泳专用的鼻夹，使用的人更少。原因在许多泳势倡议鼻在水下呼气，口在水上吸气，而且使用鼻夹的舒适度也不够满意，夹的时间长，可能会引起鼻痛。但是如果练习在水中翻跟头的花样游泳或者跳水、潜水等，理论上使用鼻夹可以预防鼻腔进水引起的鼻窦炎和呛水经咽鼓管途径导致的中耳炎。

中耳炎病人可以游泳吗

分泌性中耳炎、急性化脓性中耳炎和慢性化脓性中耳炎病人一般不宜游泳。

分泌性中耳炎、急性化脓性中耳炎大多由上呼吸道感染从而引起咽鼓管功能不良所致。游泳时水易呛入鼻腔、鼻咽，进一步损害咽鼓管功能，加重病情。所以治愈后方可游泳。

慢性化脓性中耳炎病人因鼓膜有穿孔，游泳时水进入中耳后易引起中耳炎复发或加重。无论是江河湖海，水中总是含有多种细菌。虽然大多数游泳池经常消毒，但对中耳而言仍属“污水”。“污水”经穿孔的鼓膜进入中耳而引起中耳炎复发。

慢性单纯性化脓性中耳炎病人进行鼓膜修补后，可进行游泳运动，但病人进行乳突根治术或改良乳突根治术后，仍不宜游泳。

中耳炎病人能否游泳，应到医院经医生检查后决定。如果对于游泳运动实在难以割舍，可以尝试使用专用耳塞和鼻夹，理论上可以减少诱发中耳炎发作的机会。

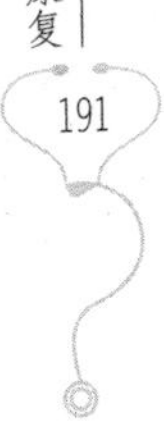

中耳炎病人可以乘飞机吗

患中耳炎后能否乘飞机，取决于患的是哪种中耳炎。

如果在化脓性中耳炎的急性期，鼓膜尚未穿孔，或患的是分泌性中耳炎，都不能乘飞机。因为这时病人的咽鼓管功能不良，不能平衡在飞机升降过程中引起的鼓室内外的气压变化，维持中耳与外界大气压的气压平衡，造成鼓室内外之间压力悬殊，会加重中耳炎的症状。经治疗，医生检查咽鼓管功能良好后才可乘飞机。

如果患的是有鼓膜穿孔的慢性化脓性中耳炎，乘坐飞机对其几乎没有影响。

感冒后多久才能乘飞机

感冒乘飞机不仅可能导致航空性中耳炎，还可能罹患航空性鼻窦炎，而感冒是一种非常多见的疾病，那么感冒后多久才能乘飞机？

感冒的自然病程一般1~2周，但上呼吸道黏膜纤毛运动的恢复需时更久，那么是不是两周之后就可以乘飞机了呢？对这一问题目前似乎并未见一致的标准答案，原因很简单。航空性中耳炎的影响因素颇多，即便是完全正常者乘坐飞机，并在飞机升降时做了相应的开放咽鼓管的动作，也未必能够避免航空性中耳炎的发作，更何况感冒后咽鼓管功能的恢复速度难以预测。事实上有不少分泌性中耳炎的病人，感冒症状消失不少时间了，中耳积液仍不消退。

不妨从反面回答这个问题。感冒后如果上呼吸道症状仍然很重，例如鼻塞、流涕明显，或者已经感觉到耳闷、听力影响，吞咽、张口，甚至捏鼻鼓气均无法缓解，体检发现中耳积液或者鼓膜内陷，声导抗提示鼓室积液或者负压、咽鼓管功能障碍等情况，都不宜乘飞机旅行。有些人甚至乘坐速度比较快的电梯时都感到耳闷，难以通过吞咽等动作缓解，在飞机上出现航空性中耳炎的可能性就比较大了，应避免登机。

中耳炎应怎样正确滴鼻

很多时候医生会为中联病人开具滴鼻剂，如 1%的麻黄碱（麻黄素）滴鼻液，应提醒正确的滴鼻方法很重要。不少病人为了省事，站着、坐着仰头滴鼻，不但效果不佳，反而抱怨滴鼻液流入咽部感觉“发苦”，这是滴鼻剂使用方法不正确所致。

中耳炎病人需要让滴鼻剂流到鼻咽部，如果方法不正确，不容易达到预期的效果。要知道水往低处流，如果不保持头位低些，鼻孔朝天，滴鼻液自然会流入较低的口咽部（图28）。

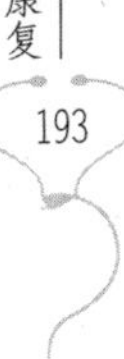

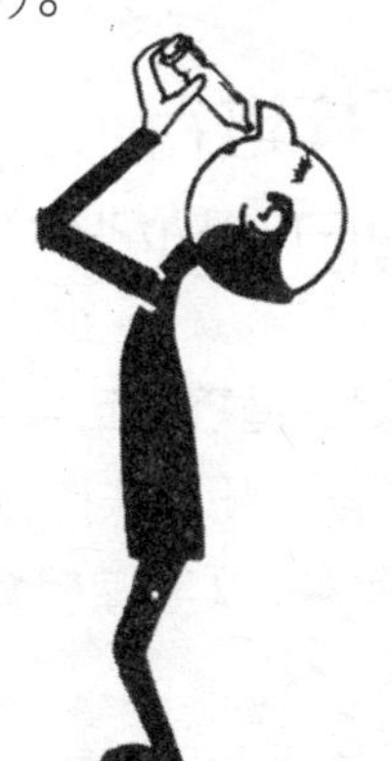

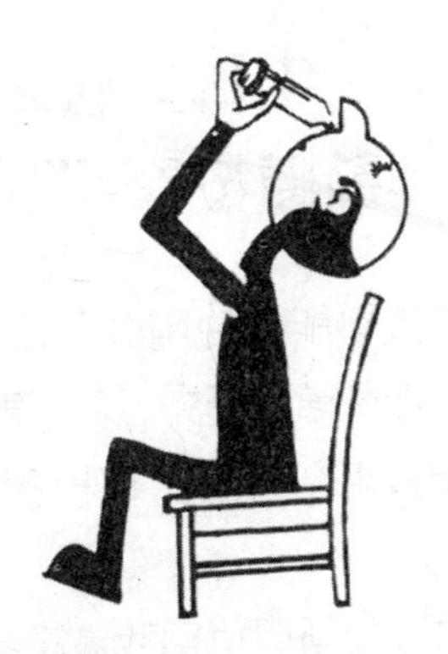

图 28　错误滴鼻法

滴鼻时需注意正确的滴鼻方法：先轻轻擤出鼻腔的分泌物，病人卧位垫肩仰头或头仰垂于床沿外，使下巴和耳朵呈一条垂直线，然后按剂量将药水缓缓滴入鼻孔。滴入后保持这个姿势静卧 3~5 分钟再坐起，以便使之均匀涂布于鼻黏膜、鼻咽部。如果是单侧中耳炎，可以将头转向患侧保持 3~5 分钟，以便药液流向患侧咽鼓管咽口处，促进咽鼓管功能恢复，保持该体位几分钟后再起身（图 29）。

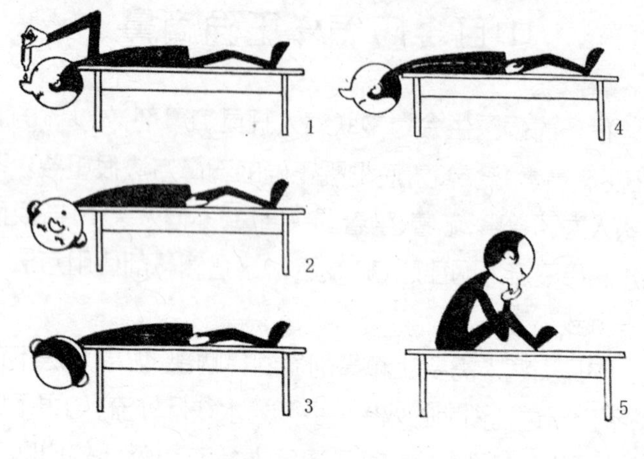

图 29　正确滴鼻法

中耳炎病人应怎样进行鼓膜按摩和咽鼓管自我吹张

医生可能会使用鼓气耳镜，通过交替挤压耳镜的小皮球改变外耳道的压力，对鼓膜进行按摩。如有条件，也可用鼓膜按摩机，进行比较长时间的按摩，以期减轻病人的症状。

病人也可以行自我鼓膜按摩术：用手按压耳屏，随压随放，连续进行。目的是使外耳道内的空气压力忽高忽低，借以推动鼓膜。

自行捏鼻吹张方法：用拇指和示指捏住两侧鼻孔，紧闭口腔，用力鼓气于鼻咽部，迫使空气进入咽鼓管，借此恢复后者的功能。平时也可多做张口及吞咽动作（图30）。

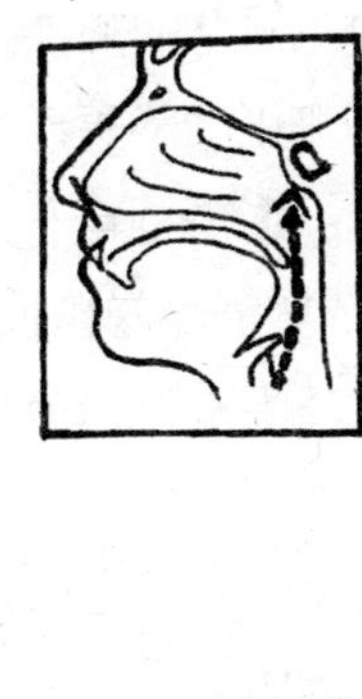

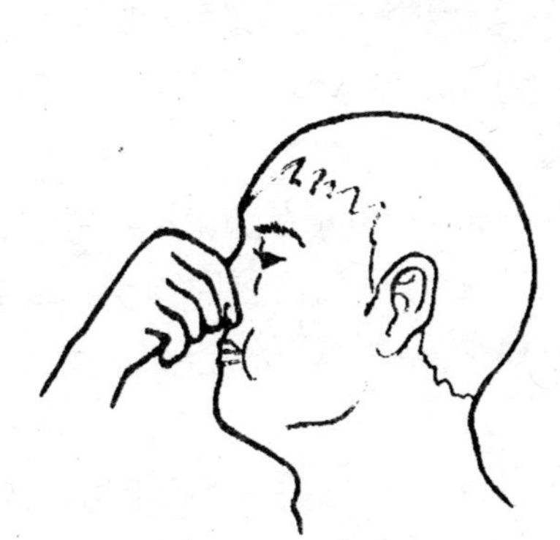

图30　捏鼻鼓气吹张

注意若鼻腔脓性分泌物过多，应禁止吹张，吹张前可先用滴鼻剂通畅鼻腔，并清除鼻腔分泌物。

中耳炎病人日常生活应注意些什么

中耳炎病人多少有听力障碍。小孩子如长期听力不佳，会影响他的学习兴趣与能力，在成人影响到他的社交与生活。对于这些病人，要耐心地与他们相处，必要时需放大音量以便交谈与沟通。

病人应避免可能传染感冒的场合，以保持鼻、咽及咽鼓管的健康，并防止中耳炎的恶化。有发生感冒，尤其是鼻塞时，切勿轻视，要及早治疗，以免加重中耳炎病情。

注意均衡饮食与养成良好的生活习惯。减少吸烟、喝酒及进食辛辣刺激性食物，适当的运动也有助于鼻道和咽鼓管畅通，维持中耳的排泄与通气功能，但不可运动过度。不能吹奏笛子及气球，擤鼻涕时不可过猛。尽量用鼻子呼吸。睡觉侧卧时将病耳朝下。

养成正确的医疗习惯，遵照耳鼻喉科专科医生的指导与治疗。绝不可自作主张，症状减除而自行停药、中止治疗，以致病情转为慢性。

慢性中耳炎有鼓膜穿孔者，特别要防止不洁的水经外耳道进入中耳（例如洗头、游泳等），必要时可用耳塞塞住耳道来预防。若水进入耳朵，可侧跳使水流出，避免挖耳朵使其再受伤害。

经手术治疗过的中耳炎病人，仍要接受定期检查，特别是有胆脂瘤的病人，经过手术治疗后，尤其要注意是否有复发现象。随访还有助于了解听力改善程度，并接受指导如何、何时做中耳充气治疗。

中耳炎病人要忌口吗

民间认为进食海产品，如鱼、虾等食物后，易使炎症加重，特别是术后易发生感染，患中耳炎时应禁止进食这些食物。这种说法是没有科学根据的。相反，海产品蛋白含量比较丰富，营养价值较高，能促使伤口愈合。但对海产品过敏的病人应禁止食用。

同时，应注意进食一些有刺激性的食物（如辣椒等）后，可导致咽部黏膜轻微肿胀，影响咽鼓管功能，不利于中耳炎的康复。因此，中耳炎病人应尽量避免进食有刺激性的辛辣食物。

化脓性中耳炎病人应怎样护理

① 注意休息，保证充足睡眠时间；加强营养；锻炼身体，以增强体质。

② 注意室内空气流通，工作、生活、学习环境不宜温度过高。

③ 积极治疗鼻腔疾病，防治感冒等上呼吸道疾病，保持鼻腔通畅，注意正确的擤鼻方法。

④ 防止水液侵入耳中，患慢性中耳炎者不宜游泳、潜水；同时，洗澡尤其是洗头、理发、雨中行走时也要特别注意保护；婴儿要注意防止其眼泪、鼻涕、口水等流入耳朵里。

⑤ 睡觉时病耳朝下，以利脓液顺利排除出，同时注意不能受到压迫。

⑥ 注意正确的洗耳、滴耳方法，保持孩子外耳道的清洁。如果有脓性分泌物，要及时清理。

⑦ 如果孩子患的是慢性中耳炎，久治不愈且脓有恶臭，出现各种并发症的迹象，要及时带孩子到医院诊治，及时做影像学检查，必要时还需手术治疗。

⑧ 对婴儿要采用正确的哺乳姿势，即取头高位授乳，切忌横位授乳。

⑨ 禁止乱挖耳朵。

⑩ 切勿乱用外用药。

中耳炎病人配戴助听器应注意些什么

中耳炎引起的听力损失多为传导性耳聋，只有到了晚

期或者出现迷路炎等并发症时才会出现混合型耳聋，甚至成为感音神经性耳聋。传导性聋原则上可以通过手术治疗恢复或者部分恢复听力。中耳炎病人务必首先去医院诊治，通过药物或手术的方法进行正规治疗。如果经上述治疗无效，或者有手术禁忌，或者虽控制或治愈了炎症，但遗留了听力损失，可考虑选配合适的助听器来改进听力和社会交往的能力，从而提高自身的生活质量。

中耳炎病人在选配助听器时，需要以下几点：

① 中耳炎的病情是否已经过正规诊疗。

② 中耳炎的炎症是否已完全控制（中耳不进水时不再发炎流水、流脓）。

③ 鼓膜是否存在穿孔。

根据以上情况的差别应选择不同的助听器。

选配的原则：通常鼓膜穿孔未治愈者，不适合选配耳甲腔式、耳道式、深耳道式定制机。有的病人为了美观坚决要求选配耳内定制机，认为自己干耳很长时间了，只要耳内不进水就不会发炎，这是不正确的。因为不戴耳内式助听器时，外耳是开放的，偶有渗出液可从外耳道流出，如果淤塞耳道后，中耳再次发炎，有分泌物溢出时，会导致两种情况：一是分泌物可能倒流入耳内，再度引发中耳的炎症并加重病情；二是分泌物溢出流入耳道式助听器，极易造成助听器损坏。因此，当有中耳炎残遗和鼓膜未愈合时，最好选配耳背式助听器，既能改进听力，又能防止上述两种问题。鼓膜穿孔已经愈合的中耳炎病人，选配任何款式的助听器都有很好的效果，因为传导性耳聋一般仅为轻度到中度的听力下降，病人所能耐受的最大声音也随之提高，频率的辨别能力和时间辨别能力仍为正常，并且耳蜗功能也是好的，任一款式的助听器效果都不错。但还是需要找专业医生或专业助听器验配机构。选配合适的助听器,需要有可靠的听力测试诊断和准确的纯音听力曲线,这是选配合适助听器的先决条件。自行到助听器代销商那里试戴,轻率购买,就像没有验光即配戴眼镜一样,是不可取的。

中耳炎手术后应怎样护理

① 手术后的前两天会感觉伤口疼痛或短暂抽痛,耳内有脉搏跳动感、水流声或耳鸣加剧及轻微头晕、恶心,这是正常现象。

② 手术后头部及开刀的耳朵暂时用弹性绷带包扎,两天后由医生取下。不可以自己松绑,以免伤口出血。

③ 手术后应平躺,头部稍微抬高,并让未开刀的耳朵朝下,以免压迫伤口造成疼痛。

④ 手术后应吃清淡或较软的食物,如牛奶、稀饭。

⑤ 术后需保持伤口的干燥与清洁。切口使用的不可吸收缝合线,一般可在术后 7 天左右拆除。术后 10 天左右伤口愈合比较牢固,可以洗头。不过此时耳内常还填塞有碘仿纱条,仍需注意避免水进入耳内,浸湿碘仿纱条。不洗头而单独洗澡,基本不牵扯到头面部的伤口,所以术后身体情况稳定之后并无太多禁忌。中耳术后完全愈合后,洗头时也应注意防止水进入耳内,以免引起再次感染。

⑥ 手术后耳道内的填塞物,会暂时影响听力。一般1~2周后才由医生取出耳道填塞物,即可从事一般日常工作。

⑦ 不要用力咳嗽或擤鼻涕。

⑧ 抽出外耳道内填塞的碘仿纱条后,耳道内还有压迫固定修补鼓膜的可吸收明胶海绵,仍需来门诊治疗数次,有

时这种治疗需要几周时间。这段时间不可以自行用棉花棒挖耳朵，也不可以让不知详情的医生处理耳朵，以免将新补好的鼓膜弄坏而前功尽弃。

⑨ 手术后尽量避免晒太阳及闷热的环境，经医生许可，3 个月后可以乘飞机。

⑩ 手术后需按医嘱定期去医院复诊随访，警惕胆脂瘤等病变复发。

鼓室成形术后需注意些什么

为防止鼓室成形术失败，术后应注意以下几点。

① 预防感染：在移植物与周围组织尚未建立新的血液循环、供血不足的情况下，移植物易遭受感染，手术后医生会预防性地使用抗生素。手术前后注意防止感冒，否则会加重病情，或造成手术失败。

② 卧床休息：凡手术后出现眩晕、恶心、呕吐、眼震等内耳刺激症状者，除卧床休息外，还可用一些镇静剂。

③ 如术后出院较早，应注意术后 7~10 天到医院拆除切口不可吸收缝线。移植物与周围组织建立新的血液循环一般需要 10~14 天。建立新的血液循环后，移植物与周围组织的结合相对较牢固。若过早取出碘仿纱条，移植物与周围组织尚未结合在一起，容易造成移植物移动或脱出，造成手术失败。因此，要到术后 10~14 天才可抽出外耳道内填塞的碘仿纱条。

④ 术后定期到医院复查：特别是胆脂瘤型中耳炎病人更应注意复查。

⑤ 中耳传音机构重建手术，如鼓膜修补术等，3 周内禁擤鼻涕，打喷嚏也要张口，以免气流将未长牢的鼓膜修补

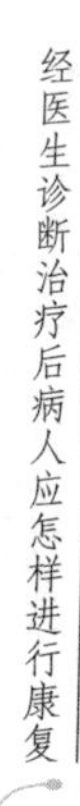

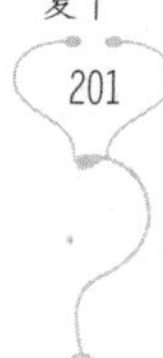

结构吹掉，造成手术失败。同时发现咽鼓管功能不良，也应及早进行药物治疗和适时的咽鼓管吹张治疗。

⑥ 未经医生允许，不要游泳。

乳突根治术后听力下降有哪些补救措施

经典的乳突根治术主要目的是清除病灶，达到干耳，预防并发症，并不以提高听力为目的，术后常常听力还会下降。目前鼓室成形术已成为中耳炎手术的常规术式。

对于既往已经接受乳突根治术病人，目前也有在乳突根治术基础上重建听力的各种手术报道。当然尚有一些技术难题亟待解决。

既往比较保守的补救方式是验配助听器，但乳突根治术后耳道发生了很大变化，耳道与中耳、鼓窦、乳突相通。如果要在耳道内制取耳模，可能会导致打进耳道内的耳样固化后出现无法取出的危险，所以一定要找有经验的助听器验配师选配。由于中耳传音结构的毁损，普通气导助听器效果并不理想。头弓式的骨导助听器会对皮肤有压痕引起头痛，骨锚式助听器（BAHA）直接将助听器固定在颅骨上，克服了传统助听器啸叫、耳闷，传音效果不好等问题，大大提高了“助听”的效果，给病人带来福音。

乳突根治术后术腔积聚大量皮屑怎么办

为了彻底清除病变，经典的乳突根治术强调术腔的轮廓化，也就是说要把乳突的一个个小气房消灭干净，使乳突腔成为一个由光滑的密致骨围成的大房间，并通畅地向外耳道后壁开放，这样术后会形成口小肚大的腔隙，表面覆盖着上皮组织。

上皮组织新陈代谢脱落下来的皮屑堆积在乳突腔内，时间长了再加上进水受潮之后膨胀或者感染，会导致干耳复潮，或者霉菌滋生。

病人术后需要按照各自的情况几个月或者半年定期去医院清理术腔中堆积的皮屑。现代鼓室成形术在强调彻底消灭气房的同时，采取缩小乳突腔的技术，如术腔盆形化、填入肌骨膜瓣等，并且进行耳甲腔成形术。这样既缩小了“肚”，又开大了“口”，大大减少了皮屑的堆积，方便术腔的自洁和清理。

耳源性颅内并发症应怎样护理

各种耳源性颅内并发症的症状，可能同时存在或先后发生。症状彼此混淆，隐蔽，变化不定，应密切观察。熟悉和了解各并发症的特点，掌握病情变化，才能及时采取正确处理措施。

① 随时观察病情及生命体征的变化：主要观察内容：a. 观察意识状态，如表情淡漠、嗜睡、昏睡、神志不清，甚至昏迷。这些症状的出现，表示脑组织有严重的损伤。b. 观察瞳孔变化，双侧瞳孔缩小，表示颅内压力增高；双侧瞳孔散大，对光反射消失，表示脑干损伤严重，病情危重；如果同侧瞳孔散大，对光反射减弱或消失，表示有脑疝形成的可能。c. 注意观察肢体有无痉挛、强直、瘫痪。d. 呼吸是否规则。e. 血压高说明颅内压力升高。f. 脉搏越慢、不规则，病

情越重。g.有持续性高热不退者,其预后不良。

② 疑有脑脓肿时,要绝对卧床休息,避免任何使颅内压力突然升高的诱因,如用力咳嗽、用力大便、躁动挣扎等,以防脑脓肿突然破裂或发生脑疝而危及生命。

③ 病人突然发生剧烈头痛,烦躁不安,频繁呕吐,神志不清,呼吸加深加快,血压升高而脉搏减慢,是脑疝危象,应立即进行抢救处理。

④ 对昏迷的病人,要防止呕吐物呛入气管内。

⑤ 对有颅内并发症的病人,应有专人守护,保持环境安静和床铺干燥、清洁,定时翻身,防止褥疮。

防治中耳炎为什么要从娃娃抓起

很多人的耳部疾患是在幼年种下的病根,最常见又为人们所熟知的中耳炎,在小儿科各类疾病中占极高比例,该病对听力的影响又是巨大的,甚至会对人的一生造成极其严重的不良后果。

预防感冒是预防中耳炎的积极措施。临床发现,75.8%的中耳炎是感冒引起的。防止中耳炎的最好办法莫过于预防感冒。婴幼儿感冒后,家长应该用干净手帕或餐巾纸帮助其轻轻地揩去鼻涕等分泌物,以防止鼻涕倒流进入耳内。对于较大的儿童,要指导其正确的揩鼻涕方法。

预防"麻、腮、风"等急性传染病,是降低中耳炎发病的有效措施。发生麻疹、腮腺炎、风疹中任何一种急性传染病,机体的抵抗力明显下降。如果病菌的毒力较高,很容易诱发中耳炎。

戒除不良生活习惯是预防中耳炎发生的重要措施。有些家长喜欢替孩子掏耳朵，但所用的工具，如发夹、牙签和大头针等，不但未经消毒，而且十分尖锐锋利，稍不留神会刺破皮肤和鼓膜，从而导致中耳炎。此外，游泳时若耳内灌了水，应及时用棉签或棉球吸出耳内的污水。

现在慢性化脓性中耳炎的病人不断减少，原因主要是因为科学普及，人们的卫生知识增加，警惕感冒后的耳部并发症，积极预防，及早治疗，急性化脓性中耳炎减少，鼓室积脓鼓膜穿孔的病人更少。

通过积极预防和早期干预，以往耳鼻咽喉科的常见疾病——四炎一聋（鼻及鼻窦炎、咽及扁桃体炎、喉炎、中耳炎和耳聋）中的中耳炎和耳聋会越来越少。

怎样防止鼻炎导致中耳炎

急、慢性鼻炎是临床常见疾病，主要由病毒感染引起，表现为鼻塞、流鼻涕等症状。

鼻病与中耳炎有密切的关系，得了鼻炎要及时治疗。一方面可在鼻腔内滴麻黄碱（麻黄素）滴鼻液，消除鼻黏膜炎症和水肿，以缓解鼻塞；另一方面提倡正确的擤鼻方法：用手指压住一侧鼻孔，稍用力外擤，对侧的鼻涕即被擤出，用同法再擤另一侧，或者回缩鼻涕经口吐出。

一旦出现耳闷、耳痛或者听力下降，应及时就医，早诊早治，早日康复。

感冒病人为什么要预防中耳炎

大众说的感冒狭义上指的是急性鼻炎，广义上还包括急性上呼吸道感染,多数为病毒感染,病程有一定的自限性。这两种情况均容易并发中耳炎,许多人往往不太重视,仅去内科或者儿科就诊,满足于吃点感冒药,消消炎,退退热。

某医院3年的统计资料显示,因患中耳炎而检测听力的病人共计704人,其中感冒后患中耳炎的病人638人,占中耳炎听力检测病人的90.63%。其原因主要是前面说过的咽鼓管的解剖生理特点。儿童咽鼓管较成人短、平、宽、直,更易患病,儿童感冒后更需要警惕中耳炎。

临床上经常看到一些儿童一感冒就出现中耳炎的症状,反复多次后家长也久病成医,非常警觉,主动带孩子去耳鼻喉科就诊,从而避免很多不良后果。对于这些人群,在治疗感冒的同时,千万不能忽略对鼻腔滴药液,以便更快地消除鼻咽部的炎症,防止因咽鼓管堵塞造成中耳炎。好在随着生长发育,咽鼓管的解剖和功能逐渐完善,孩子感冒后患中耳炎的机会也会越来越少。

怎样正确擤鼻避免发生中耳炎

感冒导致鼻塞、鼻涕多,呼吸不畅,这实际上是机体对于病原体的抵抗反应,有助于排毒。不过有人嫌其烦,恨不得一次把鼻涕擤干净,用手帕或者纸巾堵住双鼻孔,狠命地擤。

用力擤鼻涕危险多,会将病毒和细菌通过咽鼓管带入耳朵,造成中耳感染,也可能增加病菌进入鼻窦的概率。清除鼻涕的最好办法是把鼻涕轻轻吸到嘴里,再吐到纸上。有些人认为这样的动作不雅、不卫生。不必担心鼻涕会造成咽部感染:鼻腔内纤毛的生长方向决定了多余的鼻涕会流到咽部,这是一种清除出鼻分泌物的符合生理的方式。

此外，还可以采取一次擤鼻一侧的方式，但动作一定要轻而慢。

对于慢性鼻炎、鼻窦炎的病人，如果鼻腔多脓涕，还可以采用温热盐水洗鼻的方法清除鼻腔分泌物，当然也不能冲洗过猛，以免分泌物中的病原经咽鼓管逆行中耳发生感染。

怎样预防分泌性中耳炎

分泌性中耳炎的预防，主要是平时加强体育锻炼，增强体质，避免感冒发生。不发生感冒，咽部、鼻咽部黏膜减少了充血、水肿的机会，咽鼓管的功能也处于良好的状态。如果已经发生了感冒，应及时治疗。平时，许多内科医生治疗感冒，注重全身用药，不太愿意在鼻及鼻咽部用药，这不利于感冒的恢复。对咽鼓管的功能恢复也不十分有利。在治疗感冒时，为了防止并发分泌性中耳炎，要及时在鼻腔滴药。用1%麻黄碱（麻黄素）液收缩鼻腔及鼻咽部黏膜。这样不但有利于鼻腔分泌物的排出，同时也能预防鼻及鼻咽部黏膜的肿胀，使咽鼓管功能良好，起到预防分泌性中耳炎的作用。另外，治疗感冒要彻底，不要症状刚一好转就停药。这时咽及鼻咽部黏膜还处在肿胀状态，过早停药会延缓病愈的时间，形成局部黏膜的肥厚，日后影响功能。如系其他原因引起的咽鼓管阻塞，及时去除病因是最好的预防。对10岁以下儿童要定期进行声导抗检测，及早发现。

分泌性中耳炎的预后如何

医学上有个专门词语叫作“预后”，也就是对于某种疾病最后结果的预测。说白了就是后果大概如何的问题。很多病人都非常关注两个终极性问题:其一,自己罹患的疾病到底可能带来怎么样的结果;其二,各种结果相应的可能性大小。这就是预后问题。

急性分泌性中耳炎预后一般良好。凡鼓室内积液稀薄者,一般容易通过咽鼓管排出,经鼻内应用鼻减充血剂和咽鼓管吹张后可痊愈。对积液不易排出或积液黏稠者,一般也可通过反复鼓膜穿刺,或鼓膜切开,或鼓膜切开置放通气管和配合其他治疗而获痊愈。少数慢性分泌性中耳炎可后遗粘连性中耳炎、胆固醇肉芽肿、鼓室硬化、后天性原发性胆脂瘤等。

怎样预防急性化脓性中耳炎

① 注意锻炼身体,提高身体素质,积极预防和治疗上呼吸道感染。

② 禁用硬物掏耳,防止鼓膜损伤,保持外耳道干净,但不能重拭重擦。

③ 注意预防和及时治疗咽鼓管周围的器官炎症:例如鼻炎、鼻咽炎、咽炎等上呼吸道感染,掌握正确的擤鼻方法,避免这些部位细菌蔓延到咽鼓管。

④ 注意保持耳内清洁,预防鼓膜外伤,洗澡和游泳时需避免污水进入耳内。已有鼓膜外伤未愈、陈旧性穿孔或鼓膜置管者,不宜参加游泳等可能导致鼓室进水的活动。

⑤ 小儿患传染病时:如感冒、麻疹、百日咳等,要密切观察是否并发中耳炎,以便及时治疗。

⑥ 哺乳期母亲应正确掌握哺乳姿势:避免卧位喂奶;如乳汁过多应适当控制流出速度。

⑦ 忌进食辛辣食物及酒类：病儿的乳母，也应忌口这些食物。

急性乳突炎的预后如何

由于广谱、高效抗生素的应用，多数急性乳突炎可经保守治疗或进行单纯乳突凿开术后痊愈，发生颅内、外并发症或因此致死的病例现已极其罕见。但是，如抗生素使用不当（剂量和疗程不足、细菌耐药等），所用药物虽然抑制感染，但未能完全消除炎症，可致局部及全身症状被掩盖，形成隐蔽性乳突炎，也就是乳突内仍有炎症存在，但无任何临床症状。在机体抵抗力低下时，隐蔽性乳突炎可造成急性发作。

急性化脓性中耳炎的预后如何

急性化脓性中耳炎预后的好坏与细菌的毒力、病人的抵抗力和治疗是否得当有关。若治疗及时，用药合理，多数病人能达到炎症消退和流脓停止、穿孔愈合、听力恢复的效果。只有少数病例因治疗不及时或治疗方法不当，并发颅内或颅外并发症，或转为慢性化脓性中耳炎。

乘飞机为什么要吃糖果或小食品

乘飞机旅行的人越来越多，预防航空性中耳炎的发生尤为重要。在乘飞机时，空中小姐会向乘客们不断分送糖果等食品。这不仅是为消磨时光，还有一定的科学道理。

飞机在上升或下降时，由于大气压的改变使中耳鼓室腔内气压异常，造成咽鼓管受压而阻塞，断绝了空气进入中耳的通路，使得中耳鼓室腔呈负压状态，人体即会出现耳道堵塞、耳鸣、耳胀、听力下降等症状。在飞机起飞和降落时吃些糖果等食品，不断进行咀嚼和吞咽动作，咽鼓管即会随时开合，空气可自由地出入中耳腔，使中耳内压和外界大气压力保持正常平衡状态，耳部不适感就会减轻或消失。

预防航空性中耳炎还应注意以下几点：

① 掌握正确的捏鼻鼓气方法：捏住鼻孔并屏住呼吸，用力鼓气后可感到气体进入双耳，鼓膜被吹得向外鼓起。再吞咽一下，即可听到双耳内“砰”的一声，这是咽部肌肉牵拉咽鼓管开放的声音。这些证明鼻耳相通、功能正常，否则可能存在异常。

② 如患感冒、鼻炎、副鼻窦炎或耳疾时不宜乘坐飞机。

③ 航空性中耳炎也可发生在乘火车旅行过程中：我国铁路有相当一部分运行在落差很大的崇山峻岭或高原地区，有的路段可在海拔 3 500 米以上。随着列车运行速度的不断加快，在这样的区段行驶时，气压变化的幅度、速率会明显增加。车行此间时，有必要提醒乘客要保持清醒状态，不断做吞咽动作，尤其是感冒病人，更应多加注意。

怎样预防中耳炎的复发

急性中耳炎治疗用药的量要足够，时间不能少于 10~14 天。症状控制后要巩固治疗 3 日，以防止复发。慢性化脓性中耳炎极易复发，耳朵流脓时多时少，尤其是小儿更加是如此。

除了抓紧治疗外，应积极地加强预防，预防的关键在于

弄清楚发生中耳炎的原因。例如，有些病人除了化脓性中耳炎外，可能还患有变应性鼻炎、慢性鼻炎、慢性鼻窦炎、鼻咽炎、增殖体肥大等疾病。如果在治疗中耳炎的同时积极治疗这些疾病，不但中耳炎好得快，复发的机会也明显减少。

除了注意去除病因之外，要防止再感染，应注意以下几点：

① 加强身体锻炼，提高身体的抵抗力；不要过度疲劳；烟酒过度也是复发的原因之一。

② 患化脓性中耳炎鼓膜存在穿孔，平时洗脸、洗头、洗澡时不让污水进入外耳道内。化脓性中耳炎的病人也不能游泳，否则不仅耳内的脓液会污染游泳池中的水，有碍公共卫生，而且污水灌入耳内也会加重病情。即使耳朵已不流脓，也需经过医生检查，证明鼓膜已完全修复，才可游泳，否则耳朵内进水后极易复发。

③ 避免伤风感冒。一旦感冒，应当注意擤鼻的方法。

④ 不要用硬物去掏耳朵。

⑤ 做好各种传染病的预防接种。避免各种急性传染病，如猩红热、脑膜炎、麻疹并发中耳炎。

挂号费丛书·升级版

总 书 目

1. 专家诊治糖尿病并发症 （内 科）
2. 专家诊治痛风 （内 科）
3. 专家诊治血脂异常 （内 科）
4. 专家诊治过敏性疾病 （内 科）
5. 专家诊治失眠症 （内 科）
6. 专家指导高血压治疗用药 （内 科）
7. 专家诊治冠心病 （心内科）
8. 专家诊治高血压病 （心内科）
9. 专家诊治心肌梗死 （心内科）
10. 专家诊治心律失常 （心内科）
11. 专家诊治心脏疾病 （心胸外科）
12. 专家诊治血管疾病 （心胸外科）
13. 专家诊治消化性溃疡 （消化科）
14. 专家诊治慢性胃炎 （消化科）
15. 专家诊治胃病 （消化科）
16. 专家诊治肠道疾病 （消化科）
17. 专家诊治脂肪肝 （消化科）
18. 专家诊治肝病 （消化科）
19. 专家诊治胆囊炎与胆石症 （消化科）
20. 专家诊治胰腺疾病 （消化科）
21. 专家诊治肥胖症 （内分泌科）
22. 专家诊治甲状腺疾病 （内分泌科）
23. 专家诊治甲状腺功能亢进症 （内分泌科）
24. 专家诊治糖尿病 （内分泌科）
25. 专家诊治更年期综合征 （内分泌科）
26. 专家诊治支气管炎 （呼吸科）
27. 专家诊治支气管哮喘 （呼吸科）
28. 专家诊治肺炎 （呼吸科）
29. 专家诊治肺病 （呼吸科）
30. 专家诊治肺结核病 （呼吸科）
31. 专家诊治打呼噜与睡眠呼吸障碍 （呼吸科）
32. 专家诊治中风 （神经科）
33. 专家诊治老年期痴呆 （神经科）
34. 专家诊治癫痫 （神经科）
35. 专家诊治帕金森病 （神经科）
36. 专家诊治头痛 （神经科）

37. 专家诊治眩晕症（神经科）
38. 专家诊治肾脏疾病（肾内科）
39. 专家诊治肾衰竭尿毒症（肾内科）
40. 专家诊治贫血（血液科）
41. 专家诊治类风湿关节炎（风湿科）
42. 专家诊治乙型肝炎（传染科）
43. 专家诊治下肢血管病（外科）
44. 专家诊治痔疮（外科）
45. 专家诊治尿石症（泌尿外科）
46. 专家诊治前列腺疾病（泌尿外科）
47. 专家诊治乳腺疾病（乳腺外科）
48. 专家诊治骨质疏松症（骨科）
49. 专家诊治颈肩腰腿痛（骨科）
50. 专家诊治颈椎病（骨科）
51. 专家诊治腰椎间盘突出症（骨科）
52. 专家诊治肩周炎（骨科）
53. 专家诊治子宫肌瘤（妇科）
54. 专家诊治子宫疾病（妇科）
55. 专家诊治妇科肿瘤（妇科）
56. 专家诊治女性生殖道炎症（妇科）
57. 专家诊治月经失调（妇科）
58. 专家诊治男科疾病（男科）
59. 专家诊治中耳炎（耳鼻喉科）
60. 专家诊治耳鸣耳聋（耳鼻喉科）
61. 专家诊治白内障（眼科）
62. 专家诊治青光眼（眼科）
63. 专家诊治口腔疾病（口腔科）
64. 专家诊治皮肤病（皮肤科）
65. 专家诊治皮肤癣与牛皮癣（皮肤科）
66. 专家诊治“青春痘”（皮肤科）
67. 专家诊治性病（皮肤科）
68. 专家诊治抑郁症（心理科）
69. 专家解读化验报告（检验科）
70. 专家指导合理用药（药剂科）